Adharsh KM
Navneet Agrawal
Gaurav Mishra

Realidade aumentada e seu uso em odontopediatria

Adharsh KM
Navneet Agrawal
Gaurav Mishra

Realidade aumentada e seu uso em odontopediatria

Como técnica de distração audiovisual

ScienciaScripts

Imprint
Any brand names and product names mentioned in this book are subject to trademark, brand or patent protection and are trademarks or registered trademarks of their respective holders. The use of brand names, product names, common names, trade names, product descriptions etc. even without a particular marking in this work is in no way to be construed to mean that such names may be regarded as unrestricted in respect of trademark and brand protection legislation and could thus be used by anyone.

Cover image: www.ingimage.com

This book is a translation from the original published under ISBN 978-620-7-99497-7.

Publisher:
Sciencia Scripts
is a trademark of
Dodo Books Indian Ocean Ltd. and OmniScriptum S.R.L publishing group

120 High Road, East Finchley, London, N2 9ED, United Kingdom
Str. Armeneasca 28/1, office 1, Chisinau MD-2012, Republic of Moldova, Europe
Printed at: see last page
ISBN: 978-620-7-94636-5

RECONHECIMENTO

"Os actos de bondade semeiam sementes de abundância, alimentando uma colheita de bênçãos nos campos do coração."

Gostaria de expressar a minha mais profunda gratidão ao ***Dr. NAVNEET AGRAWAL,*** Professor e Diretor do Departamento de Medicina Dentária Pediátrica e Preventiva, Index Institute of Dental Sciences, Indore, pela sua experiência e orientação que foram fundamentais para dar forma a este livro. Agradeço a Deus do fundo do meu coração por me ter abençoado com um professor que é mais como uma figura paternal e uma mão orientadora com um coração cheio de compaixão, encorajamento e paciência. Ele simplificou todas as situações complexas para mim com os seus modos gentis.

Estou extremamente grato ao ***Dr. GAURAV MISHRA,*** ao ***Dr. GANGA DUBEY e*** ao ***Dr. DEEPAK JHA*** pelo seu constante encorajamento, avaliação crítica, sugestões e orientação geral, que foram fundamentais para a conclusão desta dissertação. Obrigado pela orientação que me deram.

Gostaria de aproveitar esta oportunidade para agradecer ao ***Dr. GANGULY SAHA,*** Reitor do Index Institute of Dental Sciences, Indore, pelo seu apoio e orientação e

Sr. SURESH BHADORIA, Presidente do Index Institute of Dental

Sciences, Indore, ***por*** me ter permitido utilizar a literatura científica e as instalações de investigação da faculdade.

Gostaria de expressar o meu sincero agradecimento à ***Dra. GEETIKA PABLE,*** que desempenhou um papel na criação desta tese. O seu apoio e a sua confiança em mim foram fundamentais para o meu percurso. As suas inúmeras horas de escuta, o seu feedback perspicaz e a sua motivação incessante tornaram possível esta realização.

Este livro é o resultado do apoio inabalável e da crença dos meus superiores ***SRISHTI JAISINGHANI e VANI BAIS,*** dos meus colega ***DR. PURVA BILLORE*** e aos meus alunos juniores ***DR.PARIDHI TIWARI*** e ***DR. PRADNYA RAJWAL***, que me proporcionaram discussões estimulantes, feedback e encorajamento ao longo desta dissertação.

Aos meus incríveis familiares, ***Sra. NEENA EV, Sr. MANOJ KP, Sr. ATHUL KM, Sra. ANAGHA ATHUL, Sr. VASU KANGAPARAMBIL, Sra. SANTHA VASU, Sra. BEENA ASHOKAN, Sra. MINI JAYAPRAKASH, Sr. AKHIL THEKKETHIL & Sr. NIDHIN KJ***, a vossa crença inabalável no meu potencial e o vosso apoio incansável foram a base do meu sucesso. Os vossos sacrifícios e amor altruísta transformaram-me na pessoa que sou hoje. Estou eternamente grato pelo privilégio de ser vosso filho.

Índice

INTRODUÇÃO

No panorama em constante evolução da medicina dentária, em que a inovação é o coração do progresso, a integração de tecnologias de ponta deu início a uma nova era de cuidados aos doentes. Entre estas tecnologias transformadoras, a realidade aumentada (RA) surge como um farol promissor, particularmente no domínio da medicina dentária pediátrica. Aqui procuramos mergulhar nos territórios inexplorados onde a realidade aumentada se torna mais do que uma maravilha tecnológica - torna-se um instrumento de distração não farmacológico, uma ferramenta que não só cativa as mentes jovens, mas também revoluciona a experiência dentária pediátrica.

Concentrar-se na intrincada relação entre a tecnologia de RA e a medicina dentária pediátrica implica aprofundar os aspectos multifacetados desta integração. Desde desvendar as nuances técnicas da RA até navegar pelos desafios especializados dos cuidados dentários pediátricos, o objetivo é lançar luz sobre o impacto da realidade aumentada nos jovens pacientes.

O conceito fundamental de Realidade Aumentada exige um olhar mais atento antes da sua aplicação em odontopediatria. É essencial compreender os fundamentos da RA, traçando a sua evolução e as diversas aplicações em contextos de cuidados de saúde em todo o mundo, para compreender o seu potencial nos cuidados dentários pediátricos.

A génese da Realidade Aumentada remonta ao final do século XX, com os seus fundamentos teóricos enraizados na ciência da computação e na interação homem-computador.[1] No entanto, só no início do século XXI é que as tecnologias de RA começaram a ter aplicação prática em vários domínios, incluindo os cuidados de saúde. A evolução contínua das capacidades de hardware, juntamente com os avanços nas tecnologias de visão por computador e de sensores, abriu caminho para que a RA transcendesse os quadros teóricos e encontrasse uma utilidade tangível em contextos médicos.

A integração da RA na medicina dentária pediátrica envolve a utilização de diversos dispositivos que respondem às necessidades específicas dos jovens pacientes. Entre os dispositivos habitualmente utilizados, os ecrãs montados na cabeça (HMD) ocupam um lugar central. Estes dispositivos portáteis mergulham o utilizador num ambiente digitalmente aumentado, fornecendo sobreposições visuais e elementos interactivos. Os HMD, como os óculos inteligentes, ganharam popularidade devido ao seu design leve e ao seu potencial para melhorar a experiência dentária dos pacientes pediátricos.

Os dispositivos portáteis, como tablets e smartphones, equipados com aplicações de RA, servem como ferramentas valiosas para educar os jovens pacientes e familiarizá-los com os procedimentos dentários antes das consultas[2] . Estes dispositivos facilitam experiências interactivas, permitindo às crianças explorar ambientes dentários virtuais e desmistificar o ambiente da clínica dentária.

Os dispositivos de computação espacial, como as câmaras de deteção de profundidade e os sistemas de rastreio de movimentos, desempenham um papel fundamental na criação de experiências de RA interactivas e reactivas.[3] Estas tecnologias permitem o mapeamento em tempo real do espaço físico, permitindo a colocação exacta de elementos digitais no ambiente dentário. Esta precisão é particularmente crucial na medicina dentária pediátrica para garantir uma integração perfeita da RA no fluxo de trabalho clínico.

Compreender as nuances técnicas da RA em odontopediatria envolve lidar com as complexidades da visão por computador, mapeamento espacial 3D e reconhecimento de gestos. Desafios como a manutenção da precisão em ambientes dinâmicos, a otimização do hardware para utilização pediátrica e a garantia de conteúdos adequados à idade colocam obstáculos únicos que exigem soluções inovadoras. Este livro tem como objetivo aprofundar estas complexidades, oferecendo conhecimentos sobre os fundamentos técnicos que sustentam a integração bem sucedida da RA em práticas dentárias pediátricas.
A medicina dentária pediátrica, caracterizada pelos seus desafios e considerações únicos, necessita de uma abordagem personalizada. Esta exploração fornecerá uma visão geral perspicaz da natureza especializada dos cuidados dentários pediátricos, enfatizando a necessidade de soluções de RA que considerem os aspectos psicológicos e fisiológicos dos jovens pacientes.[4] A natureza imersiva e envolvente da RA tem o potencial de transformar as consultas dentárias em experiências positivas, educativas e sem ansiedade para as crianças.

Navegar pelas nuances da medicina dentária pediátrica revela desafios únicos, necessitando de uma abordagem diferenciada. Uma visão geral perspicaz da natureza especializada dos cuidados dentários pediátricos enfatiza a necessidade de soluções personalizadas que considerem os aspectos psicológicos e fisiológicos dos jovens pacientes.

Uma parte significativa desta exploração é dedicada a desvendar a integração perfeita da RA nas práticas dentárias pediátricas. Desde simulações virtuais a ferramentas educativas interactivas[5] , o foco está na forma como a RA pode melhorar a experiência do paciente e contribuir para melhores resultados em termos de saúde oral.

No centro da discussão está o conceito de experiência do utilizador. Reconhecendo as necessidades únicas dos pacientes pediátricos, a exploração investiga a forma como a tecnologia de RA pode transformar as consultas dentárias em experiências envolventes, menos stressantes e, em última análise, mais eficazes para os jovens pacientes.

Compreender a aceitação da RA em odontopediatria é fundamental para uma implementação bem sucedida. As perspectivas dos profissionais, pais e pacientes jovens são analisadas, lançando luz sobre potenciais desafios e propondo soluções para uma transição suave...

À medida que as atenções se voltam para o futuro, a especulação sobre a trajetória da RA na odontopediatria inclui inovações antecipadas, tendências emergentes e potenciais avanços, proporcionando aos leitores um vislumbre das possibilidades empolgantes que se avizinham[6] .

Nesta era de integração tecnológica, a viagem pelos domínios da Realidade Aumentada e da odontopediatria procura inspirar e informar. Torna-se evidente que a síntese da RA e da odontopediatria tem um imenso potencial para revolucionar a experiência do utilizador, abrindo caminho para uma nova era nos cuidados de saúde oral para crianças.

Embora os potenciais benefícios da RA em odontopediatria sejam evidentes, é crucial abordar as considerações práticas e os potenciais desafios associados à sua implementação[7] . Aqui examinamos factores como as limitações técnicas, as considerações éticas e a necessidade de diretrizes normalizadas para garantir a utilização responsável da RA nas práticas dentárias

REVISÃO DA LITERATURA

- **Papadopoulos L, Pentzou AE, Louloudiadis K, (2013)**[8] Este estudo investiga a eficácia da utilização de pacientes virtuais (VPs) no ensino de odontopediatria, introduzindo um paciente infantil virtual chamado Erietta. Os estudantes interagiram com Erietta num cenário simulado de clínica dentária, com o objetivo de reforçar a sua compreensão das técnicas de comunicação e de gestão do comportamento. Divididos em grupos experimental e de controlo, participaram 103 estudantes de medicina dentária do quarto ano, tendo os do grupo experimental sido expostos à simulação. Os resultados revelaram uma diferença notável nos conhecimentos entre os grupos, com o grupo da simulação a demonstrar uma compreensão superior. De forma impressionante, os estudantes expressaram uma opinião favorável sobre a simulação, com a maioria a preferir a sua incorporação como uma ferramenta de ensino adicional. Esta abordagem inovadora explora o domínio imersivo dos mundos virtuais, proporcionando aos alunos um espaço seguro para aperfeiçoar as competências essenciais para interagir com os jovens doentes e os seus pais. À medida que as soluções baseadas na tecnologia continuam a evoluir, as simulações virtuais de doentes são uma via promissora para elevar o ensino da medicina dentária e melhorar os futuros cuidados dos doentes.

- **Atzori B, Lauro Grotto R, Giugni A, Calab rò M, et al(2018)**[9] Este estudo sublinha o potencial da realidade virtual imersiva (RV) como uma ferramenta valiosa nos cuidados dentários pediátricos. Ao proporcionar uma experiência de distração e imersão, a RV não só reduz a perceção da dor, como também aumenta o prazer durante os procedimentos dentários para crianças. A preferência dos dentistas pelo tratamento de pacientes com RV apoia ainda mais a sua eficácia e viabilidade em contextos clínicos. Esta investigação abre caminhos para a integração da tecnologia de RV nos cuidados de saúde pediátricos para melhorar a experiência e os resultados dos pacientes.

De facto, os resultados deste estudo sugerem que a RV tem o potencial de transformar a experiência dentária das crianças, tornando-a mais agradável e menos indutora de ansiedade. Ao oferecer um ambiente cativante e envolvente, a RV serve como uma poderosa ferramenta de distração, reduzindo eficazmente a perceção da dor durante os procedimentos. Além disso, o feedback positivo tanto dos pacientes como dos dentistas realça a aceitabilidade e a praticabilidade da integração da RV nos cuidados dentários de rotina.

3. . **Kim-Berman H, Karl E, Sherbel J, Sytek L, et al (2019)**[10] O estudo realizado numa escola de medicina dentária dos EUA explorou a utilização de tecnologias de realidade aumentada (RA) e de realidade virtual (RV) para criar uma Biblioteca Dentária Virtual e um teste de identificação de dentes virtuais em RA. Este teste de RA utiliza modelos 3D de dentes humanos para tarefas de identificação. O estudo teve como objetivo validar o teste de RA e avaliar as experiências dos alunos com a sua utilização.

Em 2018, todos os 109 estudantes de medicina dentária do primeiro ano que concluíram um curso de anatomia dentária foram convidados a participar. Dos 93 participantes, 61 foram incluídos na análise de correlação devido a dados incompletos dos outros. Todos os participantes puderam responder a um inquérito.

O teste de RA mostrou uma correlação positiva com os testes reais de identificação de dentes ($r=0,410$, $p<0,01$), uma pontuação combinada de dois testes reais ($r=0,545$, $p<0,01$), o exame final ($r=0,489$, $p<0,01$) e a nota geral do curso ($r=0,661$, $p<0,01$). Apesar destas correlações positivas indicarem validade de critério, os alunos relataram dificuldades na visualização e manipulação de imagens, problemas técnicos com smartphones e, em geral, expressaram pouco apoio à ferramenta de RA nas suas respostas ao inquérito.

Em conclusão, embora o teste de identificação de dentes virtuais de RA tenha demonstrado validade, as experiências dos alunos destacaram áreas que podem ser melhoradas em termos de usabilidade e desempenho técnico.

3. **Gu JY, Lee JG. (2019)**[11] Este artigo discute que É importante que os estudantes tenham a oportunidade de praticar suas habilidades na aquisição de imagens radiográficas. No entanto, essas oportunidades são atualmente limitadas devido ao risco de exposição à radiação. Para superar essa limitação, foi desenvolvido um novo simulador de radiografia baseado em realidade aumentada que permite aos alunos praticar técnicas radiográficas como parte da aprendizagem autodirigida sem restrições de tempo e espaço. Posteriormente, as imagens transversais de uma cabeça de um manequim fantasma obtidas através de tomografia computorizada foram reconstruídas num objeto tridimensional. Foi concebido um marcador de imagem que pode ser reconhecido por um dispositivo móvel e que permite aos utilizadores praticar técnicas de radiografia dentária.

O objeto tridimensional foi aumentado para o dispositivo móvel; consequentemente, entre 106 radiografias dentárias armazenadas no dispositivo, uma radiografia correspondente a condições de imagem específicas foi aberta quando os utilizadores realizaram procedimentos radiográficos. Esta tecnologia pode melhorar a compreensão da anatomia dentária por parte dos estudantes de medicina dentária e contribuir para melhorar a sua competência na aquisição de radiografias dentárias: Realidade aumentada, Anatomia dentária, Simulador de radiografia dentária, Formação pré-clínica.

4. **Marco Farronato , Cinzia Maspero , Valentina Lanteri ,et al.(2019)**[12] A tecnologia de realidade aumentada mostra-se promissora na melhoria da precisão e dos resultados em procedimentos dentários e cirúrgicos, particularmente na cirurgia oral e maxilofacial. O software personalizado para realidade aumentada tem o potencial de melhorar os procedimentos dentários. No entanto, existem limitações, como a falta de estabilidade em operações de tecidos moles e a necessidade de uma maior validação por parte de equipas externas. O

desenvolvimento de software personalizado pelos autores pode apresentar conflitos de interesse. São necessários mais esforços para implementar suporte de hardware e criar ferramentas simples e portáteis para aplicações de realidade aumentada. Embora os resultados em termos de tempo e precisão variem, há falta de ensaios clínicos aleatórios com cálculos adequados do tamanho da amostra. Os sistemas de realidade aumentada personalizados têm mostrado resultados positivos em modelos experimentais, especialmente na cirurgia oral e maxilofacial. São necessárias mais investigações e validações neste domínio para compreender plenamente os benefícios e as limitações da tecnologia de realidade aumentada em odontopediatria.

A tecnologia de realidade aumentada tem-se revelado promissora na melhoria da precisão e dos resultados dos procedimentos dentários e cirúrgicos, em particular na cirurgia oral e maxilofacial. Estudos demonstraram que as técnicas de RA podem melhorar os conhecimentos e as competências dos estudantes na preparação de cavidades. Além disso, um estudo experimental num cadáver de porco mostrou que um sistema de RA para cirurgia de implantes dentários facilitava a cirurgia e proporcionava benefícios ergonómicos. Além disso, um ensaio clínico caso-controlo concluiu que os modelos mandibulares de prototipagem rápida impressos em 3D tinham melhor precisão, aplicabilidade e eficiência em implantologia. Estes resultados sugerem que a tecnologia de realidade aumentada pode ser benéfica na odontopediatria, melhorando a precisão e os resultados de vários procedimentos dentários.

5. **Amantini SN, Montilha AA, Antonelli BC, et al (2020)**[13] O estudo tem como objetivo desenvolver um serious game utilizando a realidade aumentada (RA) e a tecnologia Kinect para motivar crianças de 6 a 10 anos a melhorar suas técnicas de escovação dental. O jogo irá reconhecer e corrigir os movimentos de escovagem num ambiente virtual, ensinando técnicas adequadas através da identificação de erros e fornecendo feedback em tempo real. Utilizando a RA para a aprendizagem

interactiva, o jogo utilizará a captura de movimentos para garantir uma interação eficaz do utilizador. A eficácia desta ferramenta educacional será avaliada através de questionários aos participantes após a implementação. O objetivo é criar um instrumento digital envolvente que aumente a motivação das crianças para a higiene oral e sensibilize para a saúde, apoiando, em última análise, a prevenção de doenças orais através da partilha de investigação científica nas escolas e comunidades.

6. **Zafar S, Siddiqi A, Yasir M, Zachar JJ.(2021)**[1] 4 O estudo investigou o potencial da realidade virtual (RV) como ferramenta de ensino para anestesia local (AL) em odontopediatria, uma área onde a RV permanece subutilizada. Setenta e um estudantes de odontologia participaram do estudo, preenchendo questionários antes e depois de usar um simulador de RV de AL odontológica. Os resultados indicaram fortes percepções positivas entre os participantes, com 89,9% acreditando que a RV melhoraria suas habilidades de LA e 83,1% relatando maior envolvimento no processo de aprendizagem. Além disso, mais de metade dos participantes concordaram que a RV melhorou a sua compreensão dos pontos de referência anatómicos e acrescentou valor em comparação com os métodos de ensino tradicionais. Estes resultados sugerem que a simulação de RV é promissora para melhorar o envolvimento dos alunos e as experiências de aprendizagem em contextos de odontopediatria, defendendo a sua integração como uma ferramenta adjuvante para a formação em AL.

7. **Al-Khaled A, Al-Khaled I, Abutayyem H,et al. (2021)**[15] Esta revisão da literatura investiga os recentes avanços e aplicações da realidade aumentada (RA) na medicina dentária, abrangendo a literatura da PubMed entre 2000 e maio de 2020. Dos 72 artigos encontrados, 40 foram incluídos com base em critérios específicos, com foco em sistemas de RA em odontologia e excluindo experiências com animais e estudos sobre outros avanços tecnológicos, como a realidade virtual. A revisão destaca a utilização crescente da tecnologia informática com planeamento virtual 3D nas avaliações pré-operatórias e no planeamento do tratamento,

conduzindo a uma melhor qualidade do tratamento e à satisfação do paciente. No entanto, ainda não existe um método padrão para a aplicação da RA na prática clínica, com alguns investigadores a modificar os sistemas existentes e outros a desenvolver novos sistemas para obter melhores resultados. Os sistemas de RA em medicina dentária são categorizados de acordo com as especialidades e tratamentos dentários, incluindo cirurgia e colocação de implantes. O artigo fornece uma lista detalhada dos estudos incluídos e categoriza os sistemas/dispositivos utilizados em medicina dentária de acordo com as especialidades e tratamentos dentários. Menciona especificamente o sistema de intervenção guiada por assistência microscópica (MAGI), testado num contexto clínico num doente com carcinoma de células escamosas, ajudando na demarcação do tumor e obtendo resultados cirúrgicos precisos. De um modo geral, a revisão sublinha o potencial da tecnologia de RA para melhorar vários aspectos da prática dentária, salientando simultaneamente a necessidade de mais investigação e normalização na sua aplicação.

8. **Rana K, Sharma B, Sarkar S, et al (2021)**[16] O artigo discute a integração da realidade virtual (RV), da realidade aumentada (RA) e da realidade mista (RM) na medicina dentária moderna, enfatizando os seus papéis na melhoria dos tratamentos dentários e da educação. Destaca a evolução da medicina dentária através de inovações digitais, como o desenho/fabrico assistido por computador, a radiografia digital e a fluorescência a laser. As tecnologias de RV, RA e RM são cada vez mais utilizadas para procedimentos como cirurgias guiadas por imagens e assistidas por robôs, com um impacto significativo no ensino da medicina dentária, proporcionando experiências de aprendizagem imersivas e interactivas.

9. . **Andrea Cunningham , Orlagh McPolin, Richard Fallis, et al (2021)**[17] O uso de Realidade Aumentada (RA) e aplicativos para smartphones tem mostrado

resultados promissores na redução da ansiedade e da dor em pacientes pediátricos odontológicos. Estas tecnologias podem ser utilizadas para distração e aclimatação, diminuindo potencialmente a necessidade de anestesia geral durante os procedimentos dentários. Os estudos demonstraram efeitos positivos na perceção da dor e nos níveis de ansiedade em crianças, incluindo as que sofrem de perturbações do espetro do autismo. No entanto, a qualidade das evidências é atualmente baixa, destacando a necessidade de mais investigação de alta qualidade para avaliar melhor a eficácia da RV e das aplicações para smartphones na preparação de pacientes pediátricos para procedimentos dentários e na gestão da ansiedade dentária.

Foi demonstrado que a utilização da realidade virtual (RV) e de aplicações para smartphones reduz significativamente a ansiedade e a dor em pacientes pediátricos dentários. Os estudos relataram menos dor no grupo de RV em comparação com os grupos de controlo, conforme medido por várias escalas de dor, tais como Wong-Baker FACES, The Face, Legs, Activity, Cry, Consolability scale (FLACC) e Faces Pain Scale (Revised). É necessária mais investigação para avaliar a eficácia da RV e das aplicações para smartphones na preparação de pacientes pediátricos para procedimentos dentários e na gestão da ansiedade dentária.

10. **Sidra Fahim, Afsheen Maqsood, Gotam Das,et al (2022)**[18] O artigo discute a utilização da Realidade Aumentada (RA) e da Realidade Virtual (RV) em vários domínios da medicina dentária, destacando os seus benefícios na melhoria da precisão cirúrgica, na redução da ansiedade dentária e na melhoria da formação dos residentes de medicina dentária. Estas tecnologias têm demonstrado eficácia na redução da dor e da ansiedade e na melhoria da precisão dos procedimentos dentários, da formação e do ensino. A RA e a RV têm sido utilizadas em especialidades como a cirurgia oral e maxilofacial, a ortodontia e a odontopediatria, conduzindo a melhores resultados para os doentes, à redução da ansiedade e da dor, a uma maior precisão cirúrgica e a melhores experiências educativas para os estudantes. Apesar dos desafios e dos custos, a implementação da RA e da RV na

medicina dentária pode ter um impacto significativo na prática clínica e nos cuidados prestados aos doentes. Para os pacientes jovens, estas tecnologias podem ajudar a reduzir a fobia dentária, melhorar as experiências de aprendizagem e melhorar os resultados do tratamento, revolucionando, em última análise, o campo da medicina dentária.

11.. **Privorotskiy A, Garcia VA, Babbitt LE, Choi JE, (2022)**[19] Este artigo mergulha na importância crescente da realidade aumentada (RA) em vários campos, especialmente na área da saúde, incluindo anestesiologia, medicina da dor e cuidados intensivos. Ele enfatiza como a RA combina perfeitamente informações geradas por computador com o ambiente do mundo real em tempo real, graças aos recentes avanços em hardware e software, que tornaram a RA mais acessível e eficaz. Especificamente, o resumo explora a forma como a RA está a ser utilizada em contextos de cuidados de saúde, como a assistência na identificação de estruturas anatómicas para bloqueios regionais e acesso vascular durante procedimentos perioperatórios, bem como no alívio da ansiedade periprocedimental em doentes pediátricos. Estabelece as bases para uma análise narrativa do papel atual da RA nestas especialidades médicas.

A utilização da Realidade Aumentada (RA) e da Realidade Virtual (RV) em medicina dentária tem demonstrado benefícios na melhoria da precisão cirúrgica, na redução da ansiedade dentária e na melhoria da formação dos residentes em medicina dentária. Estas tecnologias têm sido utilizadas com sucesso em vários domínios da medicina dentária, como a cirurgia oral e maxilofacial, a ortodontia, a endodontia, a implantologia dentária e a saúde pública dentária. Para os doentes jovens, a RA e a RV têm sido eficazes na redução da ansiedade dentária, permitindo que as crianças vejam desenhos animados com óculos de realidade virtual, o que resulta numa diminuição do ritmo cardíaco e da dor. Além disso, a utilização da RA e da RV melhorou a precisão cirúrgica, reduziu a duração da cirurgia e melhorou a destreza manual dos cirurgiões.

12. . Duman S, Çelik Ozen D, Duman §B.(2022)[20] Este artigo explora a forma como a

Realidade Aumentada (RA) e o metaverso, um futuro mundo online imersivo, podem ser utilizados em odontopediatria. A RV pode ajudar a acalmar as crianças durante os procedimentos e tornar a aprendizagem da higiene oral mais divertida. Embora o metaverso ainda esteja a ser desenvolvido, esta tecnologia é promissora tanto para os jovens pacientes como para os seus pais. No entanto, há que enfrentar alguns desafios. O acesso e o custo do equipamento de RV podem ser um obstáculo, e é crucial garantir que o metaverso contenha conteúdos adequados à idade. Apesar destes obstáculos, o potencial para criar uma experiência dentária mais positiva para as crianças e melhorar a educação para a saúde oral faz com que valha a pena explorar esta nova fronteira

13. **Faus-Matoses V, Faus-Llácer V, Moradian T, (2022)**[21] Este estudo teve como objetivo avaliar a precisão das cavidades de acesso endodôntico criadas utilizando um aparelho de realidade aumentada (RA) em comparação com a técnica convencional à mão livre. Sessenta dentes anteriores unirradiculares foram divididos em dois grupos: um onde as cavidades de acesso foram feitas com o aparelho de RA como guia, e outro com cavidades feitas manualmente. O planeamento foi feito com software 3D, e foram feitas tomografias computorizadas de feixe cónico (CBCT) antes e depois da operação para analisar a precisão. Os resultados mostraram diferenças significativas na precisão nos níveis coronal e apical entre os grupos de RA e manual, sem diferença no nível angular. Verificou-se que os dispositivos de RA permitem uma preparação cavitária mais segura e precisa em comparação com a técnica convencional. Este estudo vem juntar-se ao crescente corpo de investigação que explora os benefícios da RA nos procedimentos dentários, realçando o seu potencial para melhorar os resultados do tratamento.

13. **Monterubbianesi R, Tosco V, Vitiello F, Orilisi G(2022)**[22] O artigo aborda as funcionalidades e aplicações essenciais da Realidade Aumentada (RA), da Realidade Virtual (RV) e da Realidade Mista (RM) no domínio da medicina dentária. A RA integra elementos reais e virtuais para melhorar os procedimentos clínicos através da sobreposição

de informações digitais no mundo real, facilitando uma melhor comunicação e visualização diretamente nos pacientes. A RV cria ambientes imersivos gerados por computador que simulam cenários do mundo real, utilizados principalmente na formação dentária através de simulações interactivas. A RM combina a RA e a RV, permitindo a interação entre objectos reais e virtuais em tempo real. Além disso, inovações como a Inteligência Artificial (IA) e a Robótica estão a transformar a prática dentária, automatizando e replicando tarefas clínicas, melhorando a formação e a precisão dos procedimentos. O artigo sublinha a falta de revisões abrangentes sobre as aplicações destas tecnologias na medicina dentária, o que levou os autores a realizar uma revisão narrativa utilizando pesquisas extensivas de palavras-chave e uma metodologia sistemática para resumir os avanços actuais e as potenciais utilizações.

14. **Moussa R, Alghazaly A, Althagafi N, Eshky R, (2022)[23]** Esta revisão sistemática examina o impacto da realidade virtual (RV) e das simulações digitais interactivas na educação dentária. A revisão analisou 73 publicações e descobriu que 52 delas demonstraram melhorias significativas nos resultados educacionais ao utilizar tecnologias virtuais. Estas tecnologias, incluindo a RV, a realidade aumentada (RA), a háptica e a simulação, foram percepcionadas de forma positiva tanto pelos estudantes de medicina dentária como pelos educadores. O estudo sugere que a tecnologia virtual pode melhorar os resultados da educação dentária, embora seja necessária mais investigação com amostras maiores e ensaios clínicos mais longos para confirmar estes resultados.

15. **Dey S, Deshmukh S, Umamaheshwari S, Dheeraj L.et al(2023)[24]** Este estudo avaliou a eficácia das escovas de dentes assistidas por realidade aumentada (A-R) para crianças com idades compreendidas entre os 6 e os 8 anos na manutenção da higiene oral. As escovas de dentes A-R têm como objetivo tornar a escovagem interactiva e educativa através da gamificação. Trinta e duas crianças foram divididas em dois grupos: um que utilizou a escovagem assistida por A-R e

o outro a escovagem manual. Os resultados mostraram que o grupo A-R reduziu significativamente as pontuações fluorescentes e as contagens bacterianas em comparação com o grupo de escovagem manual. O estudo sugere que a escovagem dentária assistida por A-R pode efetivamente motivar as crianças a manter a higiene oral e deve ser considerada para uso diário.

16. **Rusli WN, et al (2023)**[25] O artigo discute a importância da higiene dentária, particularmente para as crianças, e apresenta um projeto centrado no desenvolvimento de uma aplicação móvel de aprendizagem que utiliza tecnologia de realidade aumentada para educar as crianças sobre saúde oral. Destaca as limitações dos métodos tradicionais, como cartazes e brochuras, especialmente durante a pandemia de COVID-19, quando as crianças podem não receber educação dentária básica. A aplicação proposta visa envolver as crianças através de elementos multimédia, como gráficos e animação, ensinando-lhes a estrutura dentária, as práticas de higiene e as consequências de uma má higiene oral. Os objectivos incluem a conceção e o teste da aplicação para crianças dos 6 aos 10 anos, pais e educadores. O artigo também aborda trabalhos relacionados neste domínio, realçando o potencial da realidade aumentada na educação. É feita uma comparação com as aplicações dentárias existentes e é descrita a metodologia de desenvolvimento de software, nomeadamente a abordagem Agile.

17. . **Yucel G, Demlr B, Small FS, YaYlm PS,et al. (2023)**[26] Este artigo explora o uso da realidade aumentada (RA) como uma ferramenta para reduzir a angústia em crianças durante a indução da anestesia. Num estudo-piloto que envolveu 24 doentes com idades entre os 10 e os 19 anos, foram realizadas intervenções de RA durante a indução anestésica e foi recolhido o feedback dos doentes, dos prestadores de cuidados de saúde e dos profissionais de saúde. Os resultados revelaram uma elevada satisfação entre todos os grupos, com 88% dos prestadores de cuidados de

saúde a referirem que o jogo de RA ajudou os doentes durante a indução. Os prestadores de cuidados de saúde classificaram muito bem a eficácia da RA na redução da ansiedade dos doentes, e os doentes referiram a RA como útil e calmante. Não se registou um aumento significativo da ansiedade durante a indução. O estudo demonstra o potencial da RA para melhorar a experiência do paciente durante a indução da anestesia pediátrica, oferecendo uma ferramenta de distração imersiva, agradável e fácil de usar. Além disso, o estudo destaca os benefícios da RA em relação à realidade virtual (RV) nesse contexto, enfatizando seu design aberto e a capacidade de manter a consciência do ambiente. No geral, a RA mostra-se promissora como um método não farmacológico para melhorar o processo de indução da anestesia em pacientes pediátricos.

18. . Singhal M, Chaudhary K. (2024)[27] Este artigo discute o potencial da realidade aumentada (RA) como uma técnica de distração para pacientes pediátricos submetidos a procedimentos cirúrgicos. Destaca um estudo de caso de um rapaz de 12 anos com doença de Coats submetido a crioterapia. O rapaz estava ansioso no pré-operatório, mas a RA, utilizando uma aplicação para telemóvel com a sua personagem de desenhos animados preferida (o Rato Mickey), reduziu significativamente o seu nível de ansiedade. Durante todo o procedimento, a RA foi utilizada para o distrair, mesmo durante a administração da anestesia local e o bloqueio peribulbar. O menino relatou ter gostado da experiência e ter sentido apenas um pouco de medo durante o bloqueio. O artigo conclui que as técnicas de distração com RA podem ser valiosas na gestão de pacientes pediátricos no perioperatório, especialmente para cirurgias oftálmicas em que a anestesia geral pode representar riscos devido a anomalias sistémicas ou congénitas existentes.

19. Yun R, He EM, Zuniga M, Guo N, Wang EY, et al (2024)[28] Este estudo investigou o uso da tecnologia de realidade aumentada (RA) para reduzir a ansiedade perioperatória pediátrica durante a indução de máscara para anestesia. O objetivo principal era avaliar a aceitação da máscara usando RA em comparação com os métodos padrão de atendimento (SOC). Realizaram um estudo prospetivo de caso-controlo num hospital académico quaternário, com 50 doentes pediátricos que utilizaram RA em comparação com 150 controlos SOC. Os resultados mostraram que a RA melhorou significativamente a aceitação da máscara em comparação com o SOC. Além disso, a RA não afectou a cooperação ou a incidência de delírio emergente (DE). O estudo sugere que a RA pode ser uma intervenção não farmacológica benéfica para a gestão da ansiedade perioperatória pediátrica.

20. Bahrololoomi Z, Al-Din JZ, Maghsoudi N, Sajedi S.,et.al (2024)[29] Este estudo teve como objetivo comparar a eficácia de duas técnicas de distração, áudio e audiovisual, na gestão da ansiedade em pacientes dentários pediátricos. Sessenta crianças com idades entre os 4 e os 8 anos, sem experiência dentária prévia, foram divididas em três grupos: um grupo de controlo, um grupo de distração áudio e um grupo de distração audiovisual. Cada criança foi submetida a quatro consultas dentárias, sendo os níveis de ansiedade medidos através do teste de imagem de Venham, da classificação de ansiedade clínica de Venham, da frequência de pulso e da saturação de oxigénio. Os resultados indicaram que a distração audiovisual foi mais eficaz na redução da ansiedade em comparação com a distração áudio. O estudo realça a importância da utilização de técnicas não aversivas, como a distração, para gerir a ansiedade dentária nas crianças, reflectindo uma mudança em relação aos métodos tradicionais de gestão do comportamento, como a tábua de papoose e a técnica da mão sobre a boca.

21. Utsumi S, Maiko S, Moriwaki T, Miyake H, Yuhei S, et.al(2024)[30] Este estudo teve como objetivo avaliar os benefícios das técnicas de distração não-farmacológicas (NPD) para os prestadores de cuidados médicos durante os procedimentos pediátricos. Os investigadores realizaram uma meta-análise de 22 ensaios clínicos aleatorizados com um total de 1.968 participantes, centrando-se principalmente em distracções audiovisuais como os tablets. Os principais resultados avaliados foram o tempo do procedimento, o número de profissionais médicos envolvidos e a taxa de sucesso inicial da punção venosa. A análise não encontrou nenhuma diferença significativa no tempo de procedimento de punção venosa e nenhum estudo abordou o número de pessoal médico necessário. A revisão concluiu que não havia benefícios claros da NPD para os prestadores de serviços médicos, citando um pequeno tamanho de amostra e baixa certeza de evidência. É necessária mais investigação para determinar as potenciais vantagens da NPD para os médicos.

22. Hutajulu JM, Agustiani H, Setiawan AS, et.al (2024)[31] O estudo de Hutajulu, Agustiani e Setiawan explora os comportamentos distintivos das crianças da Geração Alfa em contextos dentários. Esta geração, nascida entre o início da década de 2010 e meados da década de 2020, é caracterizada pela sua profunda integração com a tecnologia digital. A revisão da literatura destaca vários traços comportamentais chave das crianças da Geração Alfa, incluindo uma elevada literacia digital, uma forte dependência de gadgets e uma tendência para o individualismo e para uma reduzida interação social.

Em ambientes dentários, estas caraterísticas apresentam tanto desafios como oportunidades para a gestão do comportamento. A revisão enfatiza a necessidade de abordagens não farmacológicas adaptadas a estes nativos digitais. Estratégias como distracções audiovisuais, ferramentas digitais interactivas e envolvimento personalizado podem ser particularmente eficazes. Os autores sugerem que a compreensão e o aproveitamento das caraterísticas únicas das crianças da Geração Alfa podem melhorar as experiências e os resultados dos cuidados dentários para este grupo.

23. Al Hamad KQ, Said KN, Engelschalk M, Matoug-Elwerfelli M,et.al(2024)[32] O artigo explora a paisagem em evolução das realidades imersivas em medicina dentária, impulsionada pelos avanços na imagiologia, computação, inteligência artificial e tecnologias de visualização. Analisa a taxonomia e as definições das classes de realidade imersiva, como a realidade virtual (RV), a realidade aumentada (RA), a realidade mista (RM) e a realidade alargada (RX), destacando a ambiguidade e as inconsistências da terminologia na literatura dentária. A scoping review utiliza as diretrizes PRISMA-ScR para identificar e mapear a taxonomia, as descrições e as aplicações das tecnologias imersivas em medicina dentária, com o objetivo de abordar a hipótese de que existem descrições e entendimentos claros destas realidades na literatura dentária. Através de pesquisas sistemáticas e da extração de dados, o estudo sintetiza os resultados, elucidando o estado atual do conhecimento e fornecendo uma visão sobre as diversas aplicações das tecnologias imersivas nas disciplinas dentárias.

24. Kashwani R, Kulkarni V, Salam S, et.al (2024)[33] A Realidade Virtual (RV) evoluiu significativamente desde o seu início, remontando à década de 1830 com a invenção do estereoscópio e outros avanços como o simulador de voo em 1929. O Sensorama de Morton Heilig, em 1962, marcou um avanço, oferecendo uma imersão multissensorial. O trabalho de Ivan Sutherland, na década de 1960, definiu a RV como um mundo imersivo que imita a realidade. Atualmente, a RV é amplamente utilizada em vários domínios, nomeadamente na missão da NASA a Marte. Existem duas categorias principais de RV: não imersiva e imersiva, sendo que a última requer hardware especializado para uma maior imersão. A Realidade Aumentada (RA) também registou um progresso notável, com classificações baseadas em marcadores, sem marcadores e baseadas na localização. A RA integra a informação digital no mundo real, melhorando as experiências sem se desligar da realidade. Na medicina dentária, a RA desempenha um papel crucial na radiologia e na educação, facilitando a visualização e melhorando a precisão e a segurança dos pacientes durante os procedimentos.

25. Mladenovic R, Mladenovic K.,et,al (2024)[34] Este artigo explora a implementação da gamificação em medicina dentária, centrando-se nos seus efeitos nos pacientes e na educação dentária. Destaca o papel da gamificação como uma ferramenta de distração, especialmente em odontopediatria, através da utilização de vários dispositivos. Sublinha a importância dos jogos interactivos e das simulações no envolvimento dos doentes e introduz jogos sérios para estudantes de medicina dentária e clínicos, para melhorar o desenvolvimento de competências. O capítulo também discute os recursos necessários para a criação de jogos sérios, enfatizando particularmente a integração de modelos 3D.

TÉCNICAS DE GESTÃO COMPORTAMENTAL EM ODONTOPEDIATRIA

A gestão do comportamento em odontopediatria é crucial para assegurar uma experiência dentária positiva tanto para a criança como para o dentista. Podem ser utilizadas várias técnicas para o conseguir, sendo que a distração desempenha um papel proeminente no alívio da ansiedade e da perceção da dor durante os procedimentos dentários[35] . Este capítulo explora o conceito de gestão comportamental em odontopediatria, centrando-se na eficácia das técnicas de distração na gestão da dor.

TIPOS DE GESTÃO DO COMPORTAMENTO

A gestão comportamental em odontopediatria engloba uma série de estratégias destinadas a criar um ambiente cooperativo e confortável para as crianças durante as consultas dentárias[36] . Estas técnicas podem ser categorizadas em dois grupos:

1. **Técnicas não-farmacológicas: Estes são os métodos preferidos para a maioria das crianças (AAPD, 2023)[37] .**

- Comunicação: Utilizar uma linguagem adequada à idade, estabelecer confiança e ouvir ativamente as preocupações da criança.
- Reforço positivo: Elogiar o bom comportamento, utilizando autocolantes ou tabelas de recompensas.
- Técnica "contar, mostrar e fazer": Explicação e demonstração de procedimentos para aliviar a ansiedade
- Distração: Envolver a criança com histórias, vídeos ou música para desviar a atenção.
- Dessensibilização: Introduzir gradualmente o equipamento e os

procedimentos dentários de uma forma lúdica.

- Modelagem: Mostrar à criança experiências positivas de outras crianças submetidas a procedimentos dentários.

2. Técnicas farmacológicas: São utilizadas quando os métodos não farmacológicos são insuficientes (AAPD, 2023)[38] .

- Sedação consciente com inalação de óxido nitroso e oxigénio (gás do riso): Um sedativo ligeiro que cria uma sensação de relaxamento.
- Sedação oral: Medicamentos administrados por via oral para induzir a calma.
- Sedação intravenosa (IV): Medicamentos administrados através de uma veia para uma sedação mais profunda.

Crianças com necessidades especiais

As crianças com necessidades especiais podem necessitar de estratégias adicionais de gestão do comportamento. As considerações incluem:

- Compreender as necessidades específicas: Familiarizar-se com o estado da criança e o seu estilo de comunicação
- Integração sensorial: Criação de um ambiente amigo dos sentidos que se adapte às sensibilidades da criança
- Auxílios visuais: Utilizar imagens, histórias sociais ou vídeos para explicar os procedimentos.
- Ferramentas de comunicação: Utilização de métodos de comunicação alternativos, como sistemas de troca de imagens ou linguagem gestual.
- Colaboração: Trabalhar com os pais ou prestadores de cuidados para compreender a rotina e as preferências da criança.

Quadro 1: Técnicas de gestão do comportamento por grupo etário

Age Group	Non-pharmacological Techniques	Pharmacological Techniques (if necessary)
Infants and Toddlers (0-3 years)	Distraction, positive reinforcement, parental presence	May not be applicable
Pre-schoolers (3-5 years)	Tell-Show-Do technique, distraction, positive reinforcement, modelling	Nitrous oxide-oxygen inhalation
School-aged Children (6-12 years)	Communication, positive reinforcement, distraction, desensitization	Nitrous oxide-oxygen inhalation, oral sedation
Adolescents (13-18 years)	Communication, positive reinforcement, choice and control, distraction	Nitrous oxide-oxygen inhalation, oral sedation

Quadro 2: Considerações sobre crianças com necessidades especiais

Special Needs	Considerations
Autism Spectrum Disorder (ASD)	Sensory modifications, visual aids, predictable routine
Attention Deficit Hyperactivity Disorder (ADHD)	Structured environment, clear instructions, positive reinforcement
Anxiety Disorders	Desensitization, relaxation techniques, parental presence

Técnicas não-farmacológicas de gestão do comportamento em Odontopediatria

As técnicas não farmacológicas são a pedra angular da gestão do comportamento em odontopediatria. Estes métodos têm como objetivo criar um ambiente positivo e de confiança, minimizar a ansiedade e encorajar a cooperação sem depender de medicação[39] . Aqui está uma descrição pormenorizada de algumas técnicas-chave:

1. **Comunicação:**

- Linguagem adequada à idade: Utilizar palavras simples e explicações adaptadas ao nível de desenvolvimento da criança.
- Escuta ativa: Preste muita atenção aos sinais verbais e não verbais da criança e reconheça as suas preocupações.
- Tom positivo e encorajador: Fale de forma calma e tranquilizadora, concentrando-se no que a criança pode fazer e não no que não pode.
- Criar confiança: Ser paciente, empático e criar um espaço seguro para a criança se exprimir.

2. **Reforço positivo:**

- Elogiar: Reconhecer e recompensar o bom comportamento com elogios verbais, autocolantes ou pequenas tabelas de recompensas.
- Concentrar-se no esforço: Elogie a criança pela sua coragem e cooperação, e não apenas pelo resultado do tratamento.
- Reformulação positiva: Transformar experiências potencialmente negativas em experiências positivas. Por exemplo, em vez de dizer "fica quieto", diga "ajuda-me a contar os teus dentes".

3. **Técnica Tell-Show-Do:**

- Explicar o procedimento: Descrever o procedimento dentário em passos simples, utilizando uma linguagem adequada à idade.
- Demonstrar num modelo: Utilizar modelos dentários ou animais de peluche para mostrar à criança o que deve esperar.

- Permitir que a criança pratique: Deixar a criança tocar no equipamento ou praticar a abertura da boca com um espelho antes do procedimento efetivo.

4. Distração:

- Histórias envolventes: Conte histórias, anedotas ou cante canções para desviar a atenção do procedimento.
- Distrações visuais: Utilize imagens coloridas, vídeos ou desenhos animados para captar o interesse da criança.
- Actividades interactivas: Permita que a criança segure um espelho de mão, aperte uma bola anti-stress ou sopre bolhas de sabão para a manter ocupada.

5. Dessensibilização:

- Exposição gradual: Apresentar à criança o equipamento e os procedimentos dentários de uma forma não ameaçadora, permitindo-lhe familiarizar-se com o ambiente.
- Primeiras experiências positivas: Faça com que a primeira visita ao dentista seja curta e positiva, concentrando-se em criar confiança e não em tratamentos extensos.
- Dramatização: Praticar procedimentos dentários com a criança utilizando brinquedos ou animais de peluche para a dessensibilizar para a experiência.

Quadro 3: Técnicas não farmacológicas de gestão do comportamento[40]

Technique	Description	Example
Communication	Using age-appropriate language, active listening, positive and encouraging tone	Explain a cleaning procedure using simple terms and ask the child if they have any questions.
Positive Reinforcement	Praising good behavior and rewarding cooperation	"Wow, you were so brave holding still for the cleaning! Here's a sticker for your chart."
Tell-Show-Do	Explaining, demonstrating, and allowing practice	Show the child a model of a tooth and explain how the dentist will gently polish their teeth.
Distraction	Engaging activities to divert attention	Tell a funny story while the dentist examines the child's teeth.
Desensitization	Gradual exposure to dental environment	Let the child explore the dental chair and equipment before the actual procedure.

Ao implementar estas técnicas não farmacológicas de forma eficaz, os profissionais de medicina dentária podem criar uma experiência mais positiva e cooperante para as crianças durante as consultas dentárias.

Gestão do Comportamento Não Farmacológico em Odontopediatria: Um Fluxograma

-> **Avaliação inicial** * Idade * Nível de desenvolvimento * Historial médico * Nível de ansiedade dentária

->**Comunicação** * Explicar o procedimento numa linguagem acessível à criança * Ouvir ativamente as preocupações * Utilizar um reforço positivo

Yes Cooperative Child?

-----> **Advanced Techniques**

No

| **(if needed)**

↓

*** Tell-Show-Do (TSD)**

*** Desensitization**

*** Relaxation Techniques**

*** Cognitive Behavioral Therapy (CBT)**

Use Core Techniques

Distraction (music, storytelling, etc.)
Positive Reinforcement (praise, stickers)
Sensory-Friendly Environment

Monitor Throughout Treatment

|-> **Positive Outcome** (Calm & Cooperative Child) | Yes ------------- |

| | Achieved Desired Outcome? | | | | Yes ----------> **Positive Reinforcement** | |

(praise, celebrate success)

| No ------------> Re-evaluate Techniques

Negative Outcome (Anxious or Uncooperative Child)

|-> **Re-evaluate & Adapt**

* Communication style

* Behavior management techniques *

Consider parental involvement

Loop back to appropriate stage

HISTÓRIA E EVOLUÇÃO DA REALIDADE AUMENTADA

A integração da Realidade Aumentada (RA) na medicina dentária pediátrica representa uma mudança de paradigma inovadora na experiência do paciente e nos cuidados dentários. Ao mergulharmos nas raízes históricas e na evolução da tecnologia de realidade aumentada, traçamos a sua trajetória desde o seu início até à sua aplicação atual no domínio da odontopediatria. Compreender a evolução da RA é crucial para apreciar a sua importância na transformação do panorama dentário, particularmente no contexto dos pacientes pediátricos.

O nascimento da realidade aumentada

O conceito de Realidade Aumentada tem as suas raízes no trabalho pioneiro do cientista informático Ivan Sutherland, que, em 1968, desenvolveu o primeiro sistema de ecrã montado na cabeça[41] , conhecido como a "Espada de Dâmocles". Este protótipo inicial lançou as bases para as experiências imersivas e interactivas que a RA se esforça por alcançar atualmente. Nas décadas seguintes, os avanços na capacidade de computação, na tecnologia de sensores e nas capacidades de visualização impulsionaram a RA, tornando-a mais acessível para várias aplicações.

MARCOS NO DESENVOLVIMENTO DA REALIDADE AUMENTADA

Década de 1980-1990: Emergência e experimentação inicial

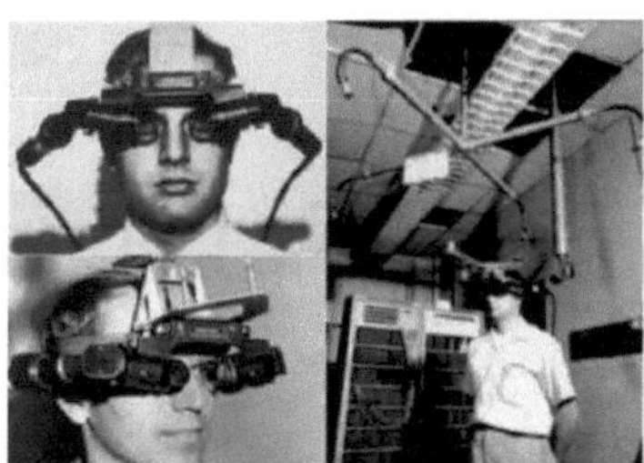

Figura 1: primeiro HMD de realidade virtual, denominado A Espada de Democles

As décadas de 1980 e 1990 assistiram ao aparecimento de aplicações de RA em vários domínios, incluindo a aviação e o treino militar. Os primeiros sistemas, como o projeto Virtual Fixtures da Boeing e o sistema AR Tennis da Universidade de Columbia, demonstraram o potencial da RA para melhorar as interações homem-computador[42] .

2000s: AR no entretenimento e na indústria

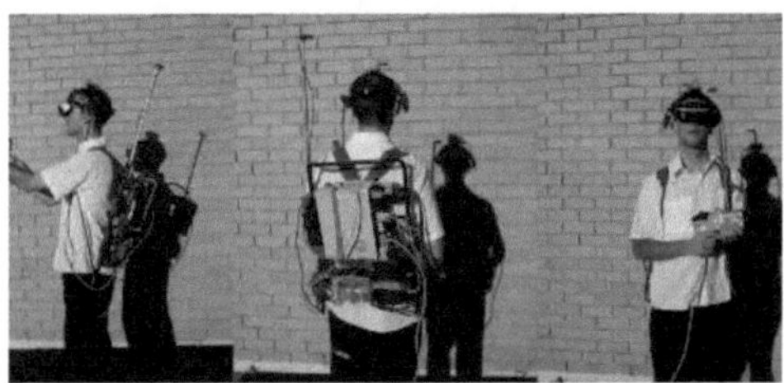

Figura 2: ARQuake, realidade aumentada vestível

A década de 2000 marcou uma mudança significativa, com a AR a começar a penetrar no entretenimento e na indústria[43] . A popularização das tecnologias de RA, como os sistemas baseados em marcadores e as aplicações móveis de RA, preparou o terreno para uma maior aceitação e integração em diversos domínios.

2010s: Ascensão da AR móvel e das aplicações de cuidados de saúde

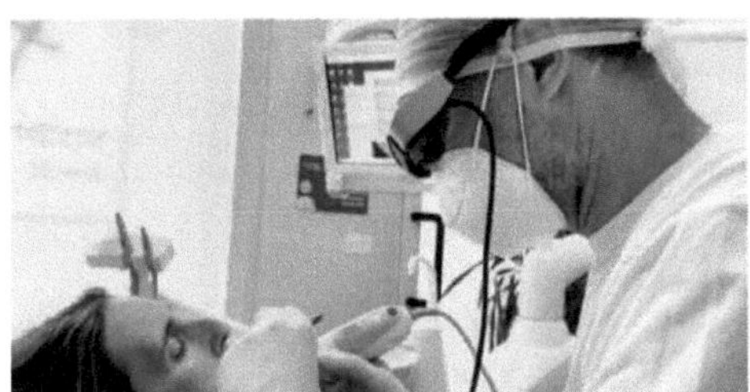

Figura 3: Dentista a utilizar óculos inteligentes AR para tratamento

Com o advento dos smartphones e dos tablets, a RA móvel ganhou ímpeto. Aplicações como o Pokémon Go mostraram o potencial de envolvimento generalizado dos utilizadores, abrindo caminho para a integração da RA nos cuidados de saúde[44] . Os cirurgiões começaram a utilizar a RA para orientação durante os procedimentos, e a tecnologia acabou por entrar na educação médica.

Realidade Aumentada em Odontopediatria

A aplicação da RA na medicina dentária pediátrica é um desenvolvimento recente mas promissor. Reconhecendo os desafios únicos associados ao tratamento de pacientes jovens, os profissionais de medicina dentária exploraram a RA como uma técnica de distração, com o objetivo de aliviar a ansiedade e melhorar a experiência geral do paciente. A RA em odontopediatria envolve a sobreposição de elementos virtuais no ambiente dentário do mundo real, criando uma atmosfera envolvente e interactiva[45] .

Estudos recentes exploraram a eficácia da RA em procedimentos dentários pediátricos. Descobertas notáveis indicam uma redução nos níveis de ansiedade entre os pacientes jovens quando a RA é utilizada como ferramenta de distração[46] . A natureza interactiva e visualmente estimulante das aplicações de RA capta a atenção das crianças, desviando a sua atenção do procedimento dentário em si.

A história e a evolução da realidade aumentada sublinham o seu percurso transformador de uma ideia concetual para uma ferramenta prática em odontopediatria. À medida que navegamos pelos capítulos deste livro, iremos aprofundar as aplicações específicas, os desafios e os resultados associados à integração da RA nos cuidados dentários pediátricos[47] .

DISPOSITIVOS UTILIZADOS EM REALIDADE AUMENTADA PARA ODONTOPEDIATRIA

Embora os componentes e peças específicos possam variar consoante o tipo de dispositivo de AR[48] , eis uma lista dos principais elementos comuns à maioria dos tipos, juntamente com um diagrama simplificado:

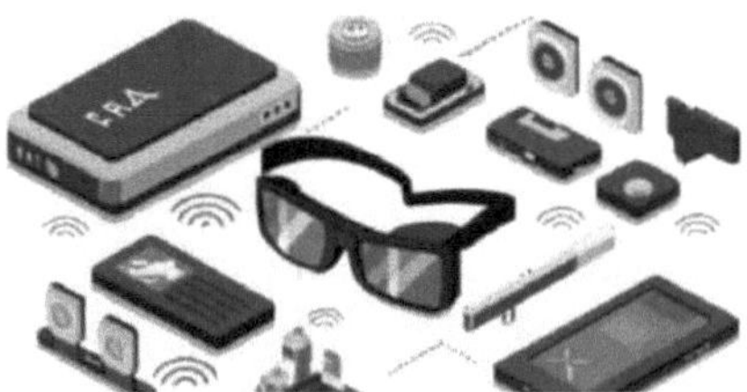

Figura 4: Componentes no interior de um óculos de realidade virtual e acessórios (uma ilustração)

COMPONENTES:

1. **Unidade de processamento (CPU/GPU):**

- Descrição: O "cérebro" do dispositivo, responsável pelo processamento de dados, pela execução de aplicações de RA e pela geração de imagens.
- Localização: Varia consoante o dispositivo (por exemplo, integrado em óculos inteligentes, alojado num auricular).

2. **Sensores:**

- Descrição: Capte informações do mundo real, como movimento, profundidade e ambiente, para sobrepor elementos digitais com precisão.

- Exemplos:

o Acelerómetro e giroscópio: Monitoriza o movimento e a orientação do dispositivo.

o Magnetómetro: Detecta campos magnéticos para perceção espacial.

o Sensor de proximidade: Detecta objectos próximos (por exemplo, para gestos com as mãos).

o LiDAR (opcional): Sensor de profundidade de alta resolução para mapeamento espacial preciso.

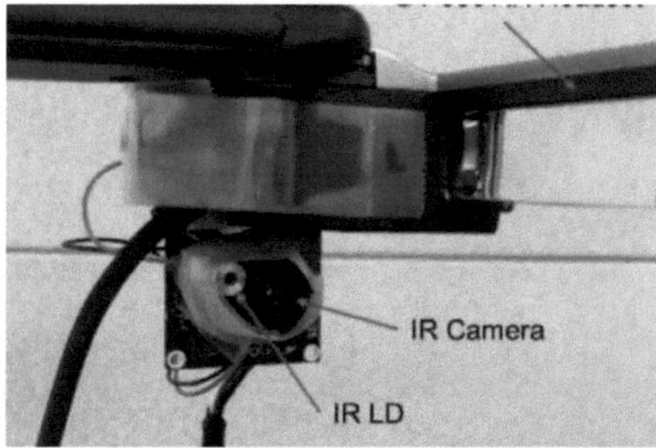

Figura 5: Câmaras e sensores IR (infravermelhos) num vidro AR

3. **Ecrã**:

- Descrição: Sobrepõe informação digital ao mundo real.
- Exemplos:

o Ecrãs micro OLED: Utilizados em óculos inteligentes, oferecem alta resolução e brilho, mas um campo de visão limitado.

o Ecrãs LCD ou AMOLED: Utilizados em auscultadores, oferecem um maior campo de visão, mas podem ser volumosos.

o Projecções da retina (futuro): Projectam diretamente na retina, oferecendo uma experiência invisível e sem descontinuidades.

4. **Sistema de entrada:**

- Descrição: Permite aos utilizadores interagir com a experiência de AR.
- Exemplos:

o Touchpad ou botões: Encontrado em auscultadores e controladores.

o Comandos de voz: Reconhecimento de voz para interação mãos-livres.

o Gestos com as mãos: Utilização de câmaras e sensores para seguir os movimentos das mãos.

o Interfaces cérebro-computador (futuro): Utilização de ondas cerebrais para controlo direto.

5. **Bateria:**

- Descrição: Alimenta todo o dispositivo.
- Localização e capacidade: Varia consoante o formato do dispositivo e os requisitos de utilização.

Diagram:

```
+-----------+
| Processing Unit |
+-----------+
    |
    v
+-----------+
|   Sensors     |
| (accelerometer,  |
| gyroscope, etc.)|
+-----------+
    |
    v
+-----------+
|    Display    |
| (micro OLED, LCD)|
+-----------+
    |
    v
+-----------+
```

```
|  Input System  |
| (touchpad, voice, |
|   gestures)    |
+-----------+
       |
       v
+-----------+
|   Battery   |
+-----------+
```

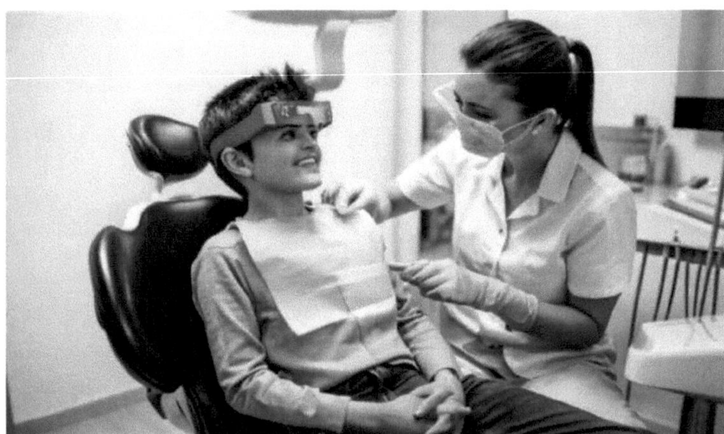

Figura 6: Dentista a pôr o doente confortável na cadeira utilizando óculos de realidade aumentada (uma ilustração)

Notas adicionais:

- Alguns dispositivos de RA podem ter componentes adicionais, como altifalantes para feedback áudio, câmaras para captar o mundo real ou sensores ambientais para aplicações específicas[49] .

- O tamanho, o peso e o design destes componentes variam significativamente, dependendo do tipo de dispositivo e da sua utilização pretendida[50] caso.A Realidade Aumentada (RA) está a revolucionar o panorama dos cuidados de saúde e a medicina dentária pediátrica não é exceção. Ao sobrepor informação digital ao mundo real, as aplicações de RA proporcionam experiências envolventes e interactivas, tornando as consultas dentárias menos stressantes[51] e mais agradáveis para as crianças. No entanto, o sucesso das intervenções de RA depende da seleção de dispositivos adequados que satisfaçam as necessidades e preferências únicas dos jovens pacientes. Este capítulo analisa os diferentes tipos de dispositivos de RA utilizados em odontopediatria[52] , explorando as suas funcionalidades, vantagens e limitações.

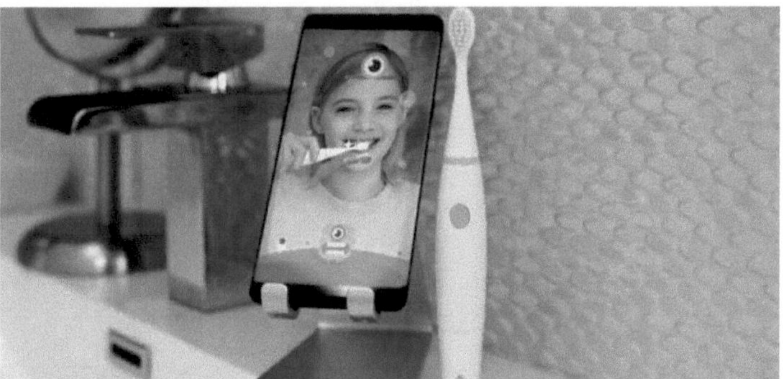

Figura 7: Escova de dentes tecnológica da Samsung, denominada Brush Monster. Utilizando uma série de sensores incorporados na escova de dentes, a Brush Monster pode seguir a localização e o movimento das crianças.

Device/Technology	Description	Potential Applications in Pediatric Dentistry
Smart Glasses (evolved)	Lighter, smaller, and more affordable.	Enhanced virtual characters for interaction and distraction. Real-time feedback on brushing technique with visual overlays[53]. Interactive educational experiences about oral health.
AR Contact Lenses[54] (prototype)	Seamless integration with natural field of view.	Unobtrusive anxiety reduction with calming visuals. Personalized information overlays for treatment guidance.
Haptic Gloves with AR[55] Integration	Provide touch feedback within AR experiences.	Enhance interactive learning about teeth and oral hygiene. Simulate dental procedures in a safe and controlled environment.
Brain-Computer Interfaces (BCI) with AR[56]	Control AR elements with brainwaves.	Personalized anxiety management through meditation-based AR experiences. Gamified activities controlled by brain activity for motivation.
Projectors with Spatial Mapping[57]	Project AR content onto surfaces without headsets.	Interactive dental hygiene games on bathroom walls. Collaborative learning experiences in group settings.

AI-powered AR Assistants[58]	Intelligent virtual characters offering personalised support.	Interactive guidance during dental procedures. Emotional support and anxiety management through AI interactions.
AR with Environmental Sensors[59]	Responds to real-world stimuli like sound and movement.	Dynamic AR experiences that adapt to children's emotions and actions. Interactive games that encourage movement and physical activity.
Multimodal AR Experiences[60]	Combine visual, audio, and haptic elements.	Immersive virtual tours of the dental office to reduce anxiety. Sensory-rich learning experiences for children with diverse needs.

CONVENTIONAL DENTISTRY
VS
AR & VR IN DENTISTRY
Conventional prescriptions and written records are difficult to understand and store.
Digital prescriptions are easy to understand, can be stored for a long time and also aids in saving paper.
Conventional Behaviour management is dull and tiresome.
AR/VR aided behaviour management helps in better behaviour outcome and a positive behaviour shaping.
Orthodontic treatment planning is strenuous and difficult to envisage.
Digital planning and demonstration makes it uncomplicated for patient to understand the expected prognosis.
Conventional blackboard or pen paper teaching is sometimes inconceivable for students.
3D models and digital study resources helps to aid in understanding the concept better.
Conventional surgical procedures provide with limited range of instrument accessibility.
Robotic surgeries provide better accessibility, less scarring and faster recovery.
Conventional radiographs often coexist with radiographic errors and problems with long term storage and quality preservation.
Digital scanning has higher rate of acceptability, easy storage and preservation and with lesser errors.

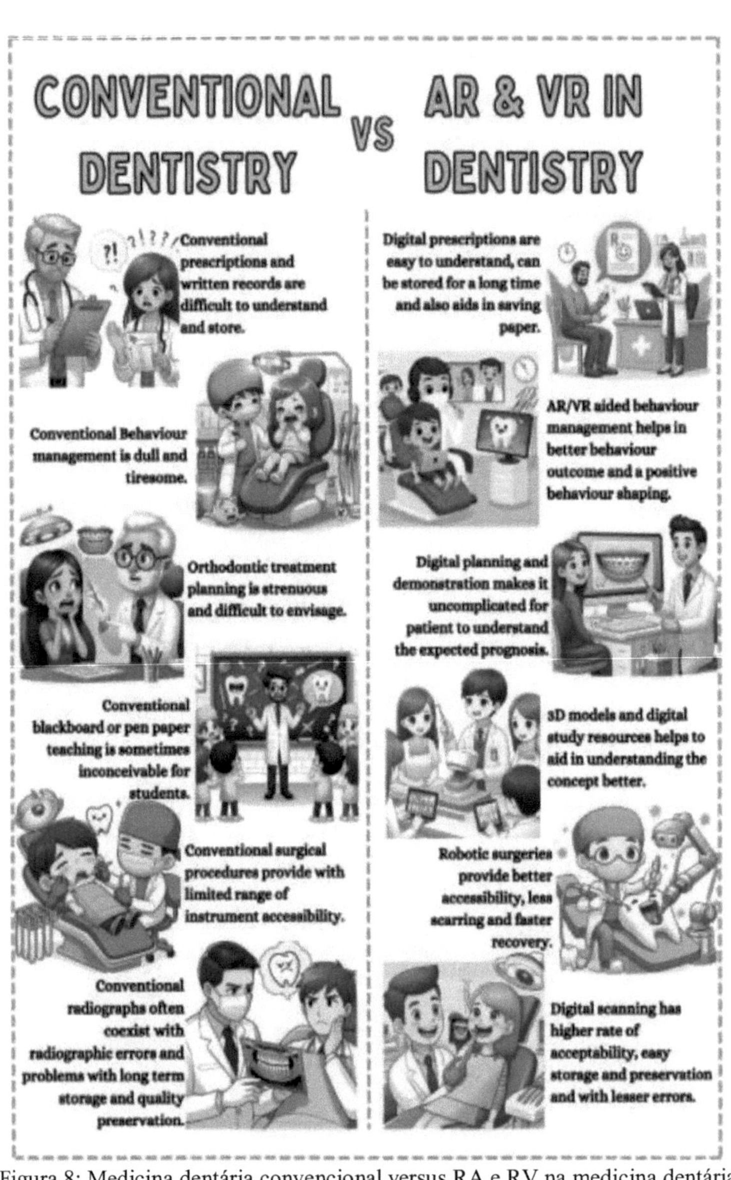

Figura 8: Medicina dentária convencional versus RA e RV na medicina dentária

TABELA DE DISPOSITIVOS E TECNOLOGIAS DISPONÍVEIS NO MERCADO:

Smart Glasses:
Microsoft HoloLens[61]
Google Glass Enterprise Edition[62]
Vuzix Blade[63]
XREAL Air AR Glasses[64]
Headsets and HMDs (Head-Mounted Displays):
Oculus Rift[65]
Meta Quest (Gen 4 latest)[66]
Apple Vision Pro[67]
HTC Vive[68]
Magic Leap One[69]
Sony PlayStation VR[70]
Mobile Devices and Tablets:
Apple iPhone (with ARKit support)[71]
Android smartphones (with ARCore support)[72]
Apple iPad
Android tablets
Emerging Technologies:
AR contact lenses
Spatial computing devices
Holographic displays
Wearable AR accessories

Embora a tabela forneça uma visão geral concisa, um mergulho mais profundo em algumas das tecnologias mais promissoras pode ajudá-lo a formular uma visão mais clara do futuro da RA na odontopediatria. Aqui está uma continuação da resposta anterior, explorando exemplos específicos e potenciais aplicações:.

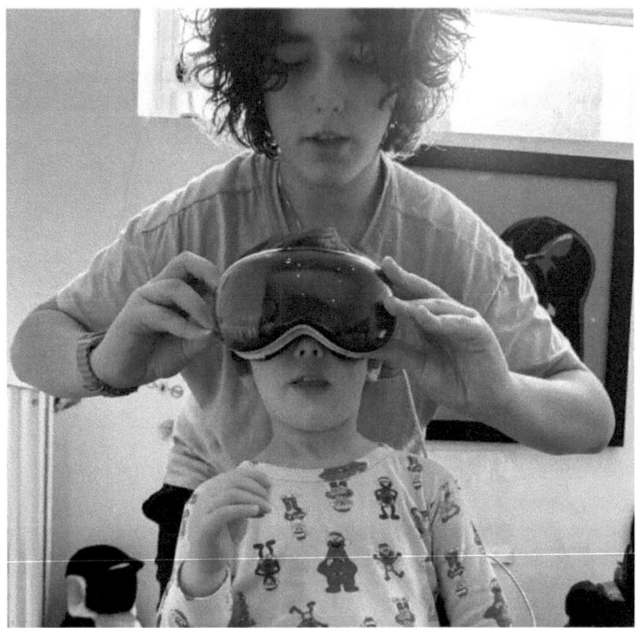

Figura 9: Criança a usar o Apple vision pro, o Apple vision pro tem rastreio ocular e dos dedos, pelo que não é necessário um comando para o dispositivo

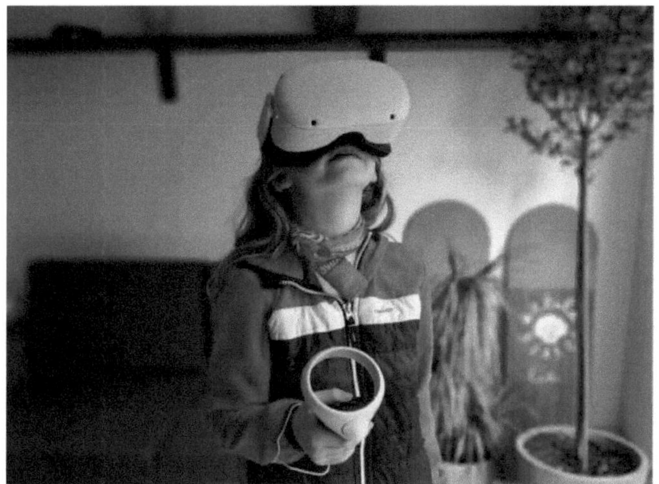

Figura 10: Meta Quest 4 , com a utilização de um controlador que possui um sistema de feedback háptico

1. **Óculos inteligentes melhorados**:

Imagine uns óculos leves e elegantes com sensores avançados que não só projectam imagens calmantes, como também detectam emoções e ajustam a experiência de RA em conformidade. Isto poderia envolver a apresentação de técnicas de relaxamento quando a ansiedade aumenta ou a oferta de recompensas virtuais por bom comportamento. Além disso, as funcionalidades de tradução integradas poderiam quebrar as barreiras linguísticas, promovendo a confiança e a comunicação com crianças de diferentes origens.

2. **Lentes de contacto AR (para além dos protótipos)**: Embora ainda em desenvolvimento, os avanços na tecnologia de microfabricação e de visualização prometem lentes de contacto discretas e confortáveis que integram perfeitamente elementos AR. Imagine crianças em tratamento sem equipamento volumoso, com a sua visão subtilmente melhorada com imagens calmantes personalizadas ou sobreposições de informações educativas. Isto

poderia reduzir significativamente a ansiedade e promover uma sensação de normalidade durante os procedimentos.

3. **Luvas Haptic com Interações Avançadas**:

Para além do simples feedback tátil, as futuras luvas poderão oferecer sensações hápticas precisas no âmbito de experiências de RA. Imagine crianças a "sentir" a textura de dentes virtuais enquanto aprendem técnicas de escovagem ou a sentir uma suave pressão virtual durante procedimentos, imitando sensações do mundo real para uma experiência mais realista e envolvente.

4. **Avanços na Interface Cérebro-Computador (BCI)**:

Embora as considerações éticas continuem a ser fundamentais, imagine auscultadores BCI não invasivos sincronizados com experiências de RA. As crianças poderiam controlar personagens virtuais com os seus pensamentos, navegando em ambientes virtuais calmantes ou jogando jogos que promovem o relaxamento e associações positivas com os cuidados dentários. Esta abordagem personalizada à gestão da ansiedade tem um potencial imenso.

5. **Projectores com mapeamento espacial e gamificação**:

Os projectores com capacidades avançadas de mapeamento espacial podem transformar divisões inteiras em experiências interactivas. Imagine as paredes da casa de banho a tornarem-se parques infantis virtuais onde as crianças lavam os dentes enquanto lutam contra monstros virtuais ou completam desafios de higiene divertidos e personalizados. Esta abordagem gamificada pode incutir hábitos saudáveis e tornar a hora da escovagem agradável.

6. **Assistentes de AR alimentados por IA com** inteligência **emocional**:

Os assistentes virtuais equipados com inteligência emocional poderiam oferecer mais do que apenas instruções. Imagine uma personagem amigável que reconhece e responde à ansiedade de uma criança, fornecendo técnicas calmantes personalizadas, apoio emocional e tranquilidade durante a visita ao dentista. Isto poderia melhorar significativamente a adesão ao tratamento e criar confiança entre as crianças e os prestadores de cuidados.

7. **AR com integração sensorial multimodal:**

Combinando a integração visual, sonora e até olfactiva, as experiências de RA podem satisfazer diversos estilos de aprendizagem e necessidades sensoriais. Imagine crianças com distúrbios do espetro do autismo a experimentar a educação dentária através de paisagens sonoras calmantes e de um feedback tátil suave, juntamente com imagens suaves. Esta abordagem multissensorial poderia criar um ambiente mais inclusivo e confortável para todas as crianças.

Considerações adicionais:

- Privacidade e segurança dos dados: É fundamental garantir a proteção dos dados das crianças nas aplicações de RA[73] .
- Considerações éticas: O desenvolvimento e a utilização responsáveis da tecnologia BCI em contextos pediátricos são essenciais[74] .
- Acessibilidade e inclusão: Os dispositivos e as aplicações devem ser acessíveis a crianças com diferentes capacidades.
- Custo e carácter prático: Equilibrar os avanços tecnológicos com a acessibilidade e a facilidade de utilização em contextos clínicos.

Olhando para o futuro:

O futuro da RA em odontopediatria é brilhante, com avanços contínuos em dispositivos, tecnologias e software. Ao adoptarmos estas inovações de forma responsável e ética, podemos criar experiências ainda mais envolventes e eficazes para as crianças, tornando as suas visitas ao dentista positivas e memoráveis.

Não esquecer: Esta lista não é exaustiva e o campo está em constante evolução. Mantenha-se informado sobre as tendências emergentes e realize mais pesquisas para identificar os dispositivos e tecnologias mais relevantes para as suas necessidades e objectivos específicos em odontopediatria.

Para além das especificações técnicas, compreender as experiências de utilizador únicas que cada dispositivo de RA promove é crucial para selecionar a ferramenta certa para as diferentes necessidades pediátricas. Aqui está um mergulho mais profundo nas experiências específicas oferecidas por cada tipo de dispositivo:

Óculos inteligentes:

- Imagine uma criança tímida a usar óculos inteligentes durante a sua primeira consulta dentária. Ao entrar no consultório, aparecem personagens virtuais simpáticas que a guiam pelo ambiente e a apresentam à equipa. Esta experiência personalizada e interactiva alivia a ansiedade e promove uma sensação de familiaridade.
- Durante o tratamento, a criança pode ver animações educativas projectadas nos seus dentes, explicando o procedimento de uma forma divertida e envolvente[75] . Isto distrai-as do potencial desconforto e promove a compreensão.
- Os óculos inteligentes também permitem a interação social[76] . Após o

procedimento, a criança pode jogar jogos de RA com outros doentes ou mesmo ligar-se virtualmente a membros da família à distância, criando uma experiência mais positiva e inclusiva.

2. Auscultadores e HMDs:

- Mergulhe a criança num mundo subaquático calmante enquanto recebe o tratamento. Ondas suaves batem na costa virtual e peixes brincalhões nadam, distraindo-as eficazmente das imagens e sons do ambiente dentário.
- As experiências gamificadas em ambientes virtuais podem distrair e motivar ainda mais as crianças[77] . Imagine navegar numa nave espacial, recolhendo recompensas virtuais por bom comportamento durante o tratamento. Isto acrescenta um elemento de diversão e realização, reduzindo a ansiedade.
- Os auscultadores também podem ser utilizados para visitas virtuais prévias ao consultório dentário, familiarizando as crianças com o ambiente e o equipamento, reduzindo potencialmente a apreensão durante a visita.

3. Dispositivos móveis e tablets:

- Transforme a hora da escovagem numa aventura divertida. Com as aplicações de realidade aumentada, as crianças podem escovar os dentes ao lado de personagens virtuais[77] enquanto ganham pontos por serem cuidadosos. Os elementos de realidade aumentada, como a mudança de cor dos dentes ou o desbloqueio de prémios, motivam-nas a escovar de forma eficiente e consistente.
- A educação interactiva sobre higiene oral torna-se envolvente com as aplicações de RA. As crianças podem explorar modelos 3D de dentes[78] , aprender sobre diferentes instrumentos dentários e até "ver" os efeitos de boas e más práticas de higiene oral num ambiente aumentado. Isto promove a compreensão e reforça os hábitos saudáveis.

- Os dispositivos móveis oferecem flexibilidade e personalização. As diferentes aplicações de RA podem ser adaptadas a vários grupos etários e interesses[79] , garantindo que a experiência se adapta às preferências individuais de cada criança.

4. Tecnologias emergentes:

- As lentes de contacto AR, embora ainda não sejam uma realidade, prometem uma integração invisível e sem falhas[80] . Imagine uma criança a ser submetida a um tratamento sem qualquer equipamento volumoso, com o seu campo de visão natural reforçado com imagens calmantes ou informações educativas. Esta abordagem discreta poderia reduzir significativamente a ansiedade e aumentar o conforto.

- As luvas com feedback tátil podem acrescentar uma nova dimensão às experiências de RA. As crianças podem "sentir" os objectos virtuais, acrescentando uma camada de realismo e interatividade que aprofunda o envolvimento e reduz potencialmente a sobrecarga sensorial dos estímulos visuais tradicionais[81] .
- As interfaces cérebro-computador, embora eticamente complexas, podem oferecer um controlo intuitivo das experiências de RA[82] . Imagine uma criança a acalmar-se durante o tratamento, concentrando-se num "medidor de calma" virtual controlado pelas suas ondas cerebrais. Esta abordagem personalizada à gestão da ansiedade tem um potencial empolgante.

Lembre-se, o sucesso da RA na odontopediatria depende da escolha do dispositivo que melhor se alinha com as necessidades e preferências individuais da criança. Ao compreender as experiências de utilizador únicas que cada dispositivo oferece, os profissionais de medicina dentária podem criar intervenções positivas e envolventes que transformam as experiências dentárias das crianças, promovendo uma base para a saúde oral ao longo da vida.

MÉTODOS E TÉCNICAS DE REALIDADE AUMENTADA DENTISTRY

A realidade aumentada (RA) tem um imenso potencial para transformar a medicina dentária pediátrica, proporcionando técnicas de distração envolventes e interactivas. Este capítulo analisa os vários dispositivos e funcionalidades que permitem a aplicação da RA neste domínio específico. Iremos explorar quatro modalidades proeminentes: RA baseada em marcadores, RA sem marcadores, RA baseada em projecções e realidade mista.

RA baseada em marcadores

A RA baseada em marcadores baseia-se em marcadores físicos, normalmente quadrados ou padrões pretos e brancos, que são colocados no ambiente ou no doente[83] . Estes marcadores são reconhecidos pelo software de RA através da câmara do dispositivo, funcionando como pontos de ancoragem para sobrepor informações digitais ao mundo real.

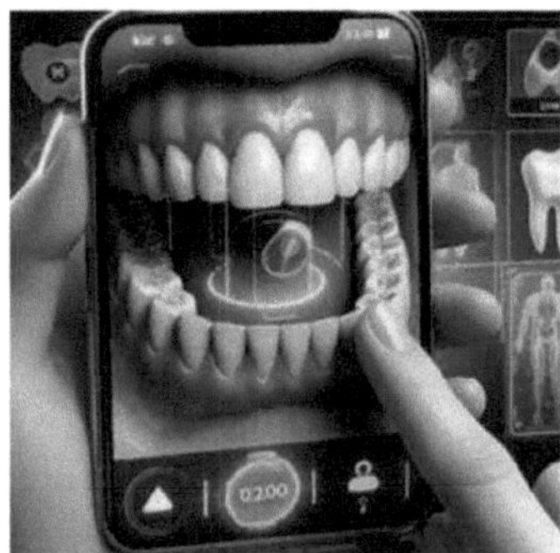

Figura 11: Aplicação que mostra os espaços marcados na boca utilizando a RA

Dispositivos:

- **Smartphones e tablets:** Estes dispositivos de fácil acesso podem ser transformados em plataformas de RA com a ajuda de aplicações descarregáveis. Os marcadores são digitalizados pela câmara do dispositivo, desencadeando a sobreposição de modelos 3D, animações ou jogos no ambiente real.

- **Ecrãs montados na cabeça (HMDs):** Estes auscultadores de RA dedicados oferecem uma experiência mais envolvente, bloqueando total ou parcialmente a visão do utilizador e substituindo-a pelo conteúdo de realidade aumentada. Muitas vezes vêm equipados com câmaras incorporadas para deteção e seguimento de marcadores.

Aplicações em Odontopediatria:

- Ensino e formação: A RA baseada em marcadores pode ajudar os estudantes e profissionais de medicina dentária a aprender e a praticar procedimentos dentários, fornecendo orientação e feedback interactivos. Por exemplo, um estudo efectuado por . Al-Khaled I, Al-Khaled A et al. utilizou a RA baseada em marcadores para ensinar os estudantes de medicina dentária a efetuar o tratamento do canal radicular num modelo fictício[84] . Os estudantes podiam ver a anatomia virtual do dente e os instrumentos nos ecrãs dos seus tablets e receber feedback em tempo real sobre o seu desempenho.
- Diagnóstico e planeamento do tratamento: A RA baseada em marcadores pode ajudar os dentistas a visualizar o estado dentário do paciente e a planear o tratamento ideal. Por exemplo, um estudo realizado por ... Park JH, Hwang CJ et al. utilizou a RA baseada em marcadores para ajudar os dentistas a diagnosticar cáries dentárias e a conceber restaurações dentárias[85] . Os dentistas podiam ver as imagens virtuais das lesões de cárie e as restaurações propostas nos ecrãs dos seus smartphones e compará-las com os dentes reais.

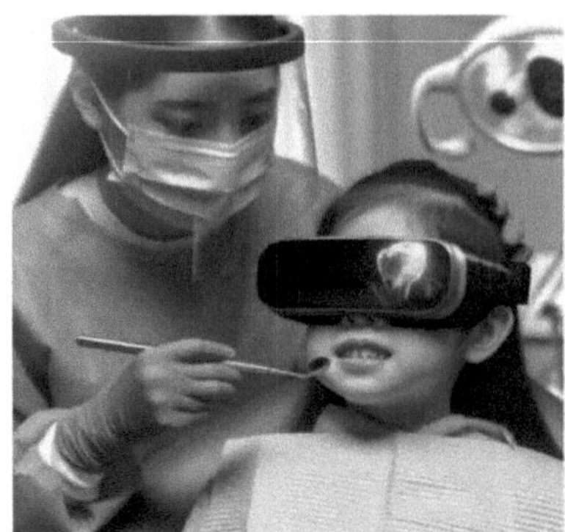

Figura 12: Um paciente relaxa numa cadeira de dentista, usando óculos de realidade aumentada (RA). O dentista, concentrado no procedimento, examina os dentes do paciente

- Comunicação e educação dos pacientes: A RA baseada em marcadores pode ajudar os dentistas a comunicar e a educar os seus pacientes sobre os seus problemas dentários e opções de tratamento. Por exemplo, um estudo . Fan Y, Zhang Y et al. utilizaram a RA baseada em marcadores para melhorar a compreensão do paciente sobre a sua má oclusão e tratamento ortodôntico[86] .

Os pacientes podiam ver as imagens virtuais da sua oclusão atual e ideal nos ecrãs dos seus smartphones e interagir com elas movendo os maxilares.

Limitações:

- A dependência de marcadores físicos pode limitar a flexibilidade e a imersão.
- Os marcadores podem ser incómodos ou criar um ambiente pouco natural, prejudicando potencialmente o efeito de distração.

AR SEM MARCAS

A RA sem marcadores elimina a necessidade de marcadores físicos, oferecendo uma experiência mais natural e sem descontinuidades[87] . Em vez disso, o software de RA baseia-se em caraterísticas naturais do ambiente, como superfícies, objectos ou mesmo o rosto do doente, para ancorar o conteúdo digital.

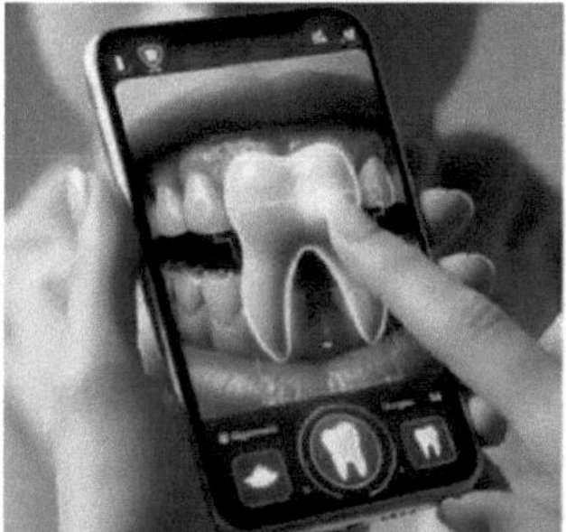

Figura 13: Aplicação que mostra o dente em tempo real dentro da cavidade oral

Dispositivos:

- **Smartphones e tablets:** À semelhança da RA baseada em marcadores, os dispositivos móveis avançados equipados com processadores potentes e câmaras sofisticadas podem ser utilizados para experiências de RA sem marcadores.
- **HMDs:** Os HMD topo de gama estão equipados com sensores de profundidade avançados e algoritmos de visão por computador que lhes permitem identificar e seguir caraterísticas naturais no ambiente, eliminando a necessidade de marcadores.

Aplicações em Odontopediatria:

- Ensino e formação: A RA sem marcadores pode ajudar os estudantes e profissionais de medicina dentária a aprender e praticar procedimentos dentários, proporcionando simulações imersivas e realistas.

Por exemplo, um estudo realizado por Cerritelli F, Chiera M et al. utilizou a RA sem marcadores para criar um ambiente de clínica dentária virtual para estudantes de medicina dentária[88] . Os estudantes podiam usar um ecrã montado na cabeça e interagir com os pacientes, instrumentos e cenários virtuais utilizando gestos com as mãos e comandos de voz.

- Diagnóstico e planeamento do tratamento: A RA sem marcadores pode ajudar os dentistas a visualizar o estado dentário do doente e a planear o tratamento ideal, utilizando modelos 3D dos dentes e maxilares do doente. Por exemplo, um estudo realizado por Vinci R, Manacorda M et al. utilizou a RA sem marcadores para ajudar os dentistas no planeamento da cirurgia de implantes[89] . Os dentistas podiam ver os modelos virtuais 3D da anatomia do paciente e as posições dos implantes nos ecrãs dos seus tablets e ajustá-los de acordo com a situação clínica.
- Comunicação e educação do paciente: A RA sem marcadores pode ajudar os dentistas a comunicar e a educar os seus pacientes sobre os seus problemas dentários e opções de tratamento, utilizando modelos 3D dos dentes e maxilares do paciente. Por exemplo, um estudo realizado por Alharkan HM et al. utilizou a RA sem marcadores para aumentar a satisfação e a aceitação do paciente relativamente ao desenho do seu sorriso[90] . Os pacientes podiam ver os modelos 3D virtuais do seu sorriso atual e proposto nos ecrãs dos seus smartphones e dar feedback aos dentistas.

- **Limitações:**
- Requer hardware mais avançado e dispendioso do que a RA baseada em marcadores.
- A tecnologia ainda está em desenvolvimento e a precisão e fiabilidade do seguimento sem marcadores podem ser afectadas pelas condições de iluminação e por factores ambientais.

AR BASEADO EM PROJECÇÃO

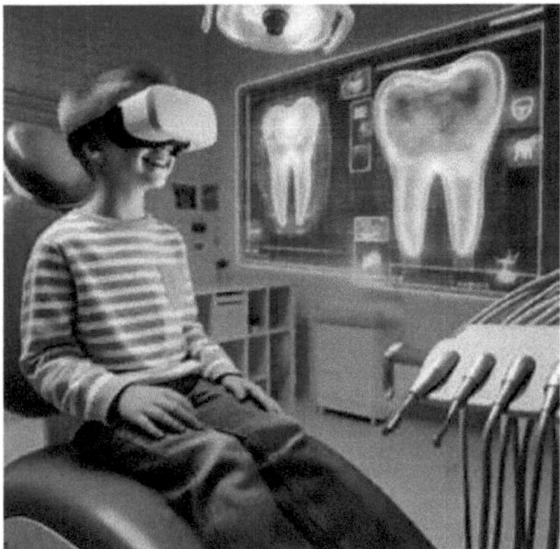

Figura 14: Através de óculos de realidade aumentada, um paciente vê informações dentárias em tempo real durante o seu check-up.

A RA baseada em projeção utiliza projectores para lançar informação digital numa superfície ou objeto do mundo real[34] . Esta abordagem pode ser particularmente útil na criação de uma experiência de RA partilhada, tanto para o dentista como para o doente.

Dispositivos:

- **Projectores:** Podem ser utilizados projectores normais ou de curto alcance para criar a experiência de AR.
- **Software e sensores:** É frequentemente necessário software e sensores especializados para seguir a imagem projectada e garantir que esta se mantém alinhada com o ambiente do mundo real.

Aplicações em Odontopediatria:

- Ensino e formação: A RA baseada em projecções pode ajudar os estudantes e profissionais de medicina dentária a aprender e praticar procedimentos dentários, fornecendo orientação e feedback diretos e intuitivos. Por exemplo, um estudo realizado por Codari M et al. utilizou a RA baseada em projecções para ensinar aos estudantes de medicina dentária como realizar a destartarização dentária num modelo fictício[92]. Os estudantes podiam ver as imagens virtuais dos depósitos de cálculo e dos instrumentos de destartarização projectados nos dentes do modelo e receber feedback em tempo real sobre o seu desempenho.

- Diagnóstico e planeamento do tratamento: A RA baseada em projeção pode ajudar os dentistas a visualizar o estado dentário do paciente e a planear o tratamento ideal, projectando conteúdos virtuais nos dentes e maxilares do paciente. Por exemplo, um estudo de Koo et al. utilizou a RA baseada em projeção para ajudar os dentistas no planeamento da cirurgia de implantes[93]. Os dentistas podiam ver as imagens virtuais das posições dos implantes e as guias cirúrgicas projectadas nos maxilares do paciente e verificá-las com a anatomia real.
- Comunicação e educação do paciente: A RA baseada em projecções pode ajudar os dentistas a comunicar e a educar os seus pacientes sobre os seus problemas dentários e opções de tratamento, projectando conteúdos virtuais nos dentes e maxilares do paciente. Por exemplo, um estudo de Lee et al. utilizou a RA baseada em projecções para melhorar a compreensão e a motivação dos pacientes relativamente à sua higiene oral. Os pacientes podiam ver as imagens virtuais da placa bacteriana e as instruções de escovagem projectadas nos seus dentes e segui-las para melhorar a sua saúde oral.

Limitações:

- Requer equipamento e configuração adicionais em comparação com outras modalidades de RA.
- A imagem projectada pode ser afetada pela luz ambiente e pode não ser visível de todos os ângulos.

Realidade mista (RM) em Odontopediatria

A realidade mista (RM) mistura os mundos físico e virtual, permitindo um nível mais profundo de interação entre os dois[94] . Ao contrário da RA, que sobrepõe principalmente informação digital ao mundo real, a RM permite que os objectos do mundo real e os objectos virtuais coexistam e interajam entre si.

Dispositivos:

- **HMDs de RM:** Estes auscultadores especializados combinam caraterísticas dos auscultadores de RV e dos óculos de RA, permitindo aos utilizadores ver simultaneamente o mundo real e os elementos virtuais.
- **Software de RM:** É necessário software avançado para criar e renderizar os objectos virtuais e permitir a sua interação com o mundo real em tempo real.

Aplicações em Odontopediatria:

- Distração e gestão da dor: A RM pode ajudar os dentistas pediátricos a distrair e a gerir a dor e a ansiedade dos seus jovens pacientes, proporcionando-lhes experiências virtuais interessantes e divertidas. Por exemplo, um estudo de Al-Halabi et al. utilizou a RM para distrair as crianças durante as injecções dentárias[95] . As crianças podiam usar um visor montado na cabeça e jogar um jogo virtual que envolvia disparar balões e evitar obstáculos, enquanto recebiam a injeção. Os resultados mostraram que as crianças que utilizaram a RM tiveram pontuações mais baixas de dor e ansiedade do que o grupo de controlo.
- Educação e motivação: A RM pode ajudar os dentistas pediátricos a educar e motivar os seus jovens pacientes sobre os seus problemas dentários e opções de tratamento, fornecendo-lhes feedback virtual interativo e personalizado. Por exemplo, um estudo de Kim et al. utilizou a RM para educar as crianças sobre as suas cáries dentárias e motivá-las a escovar os dentes. As crianças podiam usar um ecrã montado na cabeça e ver as imagens virtuais dos seus dentes e das lesões de cárie, e receber instruções de higiene oral e recompensas[96] .

EXPERIÊNCIA DO UTILIZADOR EM ODONTOPEDIATRIA COM REALIDADE AUMENTADA

O ambiente dentário tradicional pode ser intimidante para os pacientes jovens, provocando frequentemente ansiedade e dificultando a cooperação durante o tratamento. A realidade aumentada (RA) surgiu como uma ferramenta promissora na odontopediatria, oferecendo uma nova abordagem para gerir a ansiedade e promover experiências positivas para o paciente. Este capítulo investiga a experiência do utilizador de RA neste contexto, explorando as perspectivas dos doentes, dentistas e pais. Examinaremos os potenciais benefícios e desafios associados à implementação da RA, recorrendo a estudos de caso e histórias de sucesso para ilustrar o seu impacto no mundo real.

Experiência do paciente

Para as crianças, as consultas dentárias podem ser uma fonte de grande apreensão. A RA tem o potencial de transformar o ambiente clínico num espaço envolvente e interativo, desviando o foco do ambiente e dos procedimentos desconhecidos[97] . Eis como a RA pode melhorar a experiência do paciente:

- **Distração e entretenimento:** As experiências gamificadas, as animações interactivas e até os elementos de realidade virtual (RV) incorporados nas aplicações de RA podem distrair eficazmente as crianças e mantê-las entretidas durante o tratamento[98] . Isto não só reduz o tédio, como também as ajuda a desviar a atenção do ambiente dentário e de potenciais ansiedades ([Fu Y, Hu Y, Sundstedt V]).
- **Redução da ansiedade:** Ao desmistificar os procedimentos e instrumentos dentários, a RA pode aliviar o medo e criar uma associação mais positiva com os cuidados dentários. Por exemplo, as aplicações de RA podem apresentar

animações que explicam a função dos instrumentos dentários ou proporcionar uma visita virtual ao consultório dentário, promovendo uma sensação de familiaridade e reduzindo o desconhecido[99] ([Villandseie SF]).

- **Maior compreensão:** As aplicações educativas de RA podem explicar visualmente as práticas de higiene oral e a importância de ter dentes saudáveis[100] . Os elementos interactivos podem encorajar as crianças a participarem nos seus próprios cuidados dentários, fomentando um sentido de agência e promovendo comportamentos positivos em matéria de saúde oral.

No entanto, as considerações de usabilidade são cruciais. As interfaces de RA devem ser adequadas à idade, com controlos intuitivos e gráficos concebidos para satisfazer as capacidades motoras e a capacidade de atenção das crianças. Além disso, a dependência excessiva da RA não deve ofuscar a comunicação tradicional entre o dentista e o paciente. É necessário encontrar um equilíbrio, garantindo uma comunicação clara e aberta ao longo do processo de tratamento.

Experiência de dentista

A integração da RA num consultório dentário pode melhorar o fluxo de trabalho dos dentistas de várias formas:

- **Comunicação melhorada:** A utilização da RA para visualizar planos de tratamento ou mostrar aos pacientes imagens ampliadas dos seus dentes num ecrã de tablet pode facilitar uma melhor comunicação e o consentimento informado[101] . Isto permite uma abordagem mais colaborativa ao tratamento, permitindo que os pacientes compreendam os procedimentos envolvidos ([Hartshorn JE, Nair RU]).
- **Eficiência de tratamento melhorada:** As aplicações de RA com capacidades de orientação em tempo real podem melhorar potencialmente a precisão e

simplificar os fluxos de trabalho durante os procedimentos. Por exemplo, as sobreposições de RA podem destacar áreas específicas de interesse nos dentes de um paciente, ajudando os dentistas em tarefas como a deteção de cavidades ou a colocação de implantes.

- **Redução da ansiedade do paciente:** Um paciente mais calmo e mais cooperante traduz-se numa experiência mais eficiente e menos stressante para o dentista. A capacidade da RA para reduzir a ansiedade nas crianças pode levar a processos de tratamento mais suaves, permitindo que os dentistas se concentrem na prestação de cuidados óptimos.

Embora a RA seja bastante promissora, os dentistas necessitam de formação adequada e de se familiarizarem com a tecnologia para tirarem o máximo partido das suas vantagens. Além disso, as potenciais limitações, como o custo e a integração com o equipamento dentário existente, têm de ser abordadas para uma adoção generalizada. A normalização dos protocolos de RA e a garantia de uma integração perfeita com os fluxos de trabalho existentes serão cruciais para uma implementação bem sucedida nos consultórios dentários.

Perspectivas dos pais

Os pais desempenham um papel vital na formação das experiências dentárias dos seus filhos. A RA representa uma adição bem-vinda ao kit de ferramentas do dentista pediátrico[102] , oferecendo potenciais benefícios do ponto de vista parental:

- **Reforço positivo:** Os pais apreciam ferramentas que criam um ambiente mais positivo e envolvente para os seus filhos durante as consultas dentárias. A capacidade da RA para distrair e entreter as crianças pode reduzir significativamente a ansiedade e criar uma associação mais positiva com os cuidados dentários.

- **Maior cooperação:** Uma criança mais calma e menos ansiosa conduz geralmente a uma experiência dentária mais suave e mais eficiente. O papel da RA na gestão da ansiedade pode contribuir para uma maior cooperação das crianças, permitindo que os dentistas concluam os tratamentos de forma mais eficaz.
- **Melhoria da comunicação:** As aplicações de RA com elementos educativos podem potencialmente atuar como uma extensão da educação dentária em casa. Os pais podem utilizar estas aplicações para reforçar as boas práticas de higiene oral e responder a quaisquer perguntas que os seus filhos possam ter sobre saúde dentária.

No entanto, devem ser abordadas as preocupações dos pais relativamente ao tempo de ecrã e à potencial dependência excessiva da tecnologia para a gestão do comportamento. Os dentistas devem enfatizar a RA como uma ferramenta complementar e não como um substituto para a comunicação tradicional com os pais. A comunicação aberta e a colaboração entre pais, dentistas e crianças são essenciais para maximizar os benefícios da RA na odontopediatria.

ESTUDOS DE CASOS E APLICAÇÕES PRÁTICAS: REVELANDO O PODER DA AR EM ODONTOPEDIATRIA

Vários estudos de caso destacam o impacto positivo das tecnologias de RA e RV na medicina dentária pediátrica:

Caso 1: RA durante a indução de anestesia pediátrica (Referência: Lin CT, Lane AS, Annick ET, Klein MJ, Lau J, Karnwal A, Fritock M, Gold JI. **Usability and Satisfaction OfAugmented Reality During Pediatric Anesthesia Induction (Usabilidade e satisfação da realidade aumentada durante a indução de anestesia pediátrica): Um estudo piloto**. Jornal de Realidade Médica Estendida. 2024 Mar 1;1(1):44-52... [103]

O estudo centrou-se na avaliação da usabilidade e satisfação da realidade aumentada (RA) durante a indução de anestesia pediátrica. Os resultados indicaram elevadas taxas de satisfação e envolvimento com a intervenção de RA, com feedback positivo dos doentes[104] , dos prestadores de cuidados e dos profissionais de saúde. O jogo de RA, Magic Mallet, foi considerado agradável, imersivo e eficaz na redução da ansiedade antes da indução.

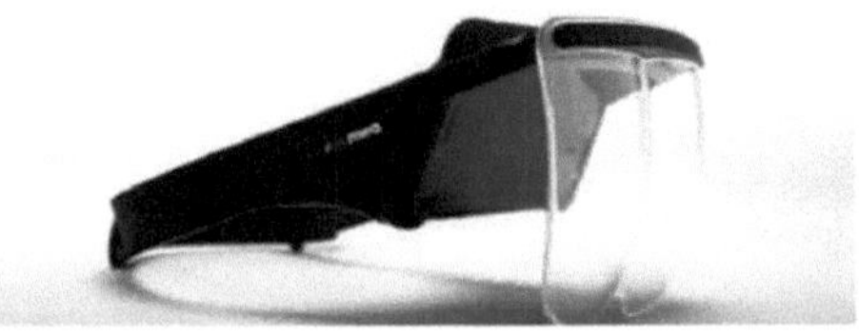

Figura 15: Auscultadores de AR Mira Prism. Os auscultadores Mira Prism utilizam um iPhone para gerar imagens no visor transparente dos auscultadores. Os doentes podem visualizar o que os rodeia no bloco operatório e, ao mesmo tempo, interagir com as imagens sobrepostas no jogo de RA.

De um modo geral, o estudo sugere que a RA tem o potencial de melhorar a experiência de indução para os doentes pediátricos e pode servir como uma intervenção não farmacológica valiosa no contexto perioperatório.

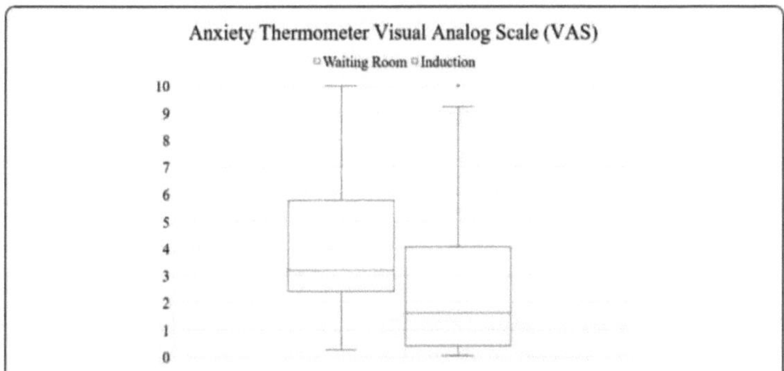

FIG. 3. Induction anxiety measure outcomes. Child anxiety thermometer VAS at baseline (median = 3.19, [2.42, 5.79], $n = 23$) versus during induction (median = 1.62 [0.4, 4.05], $n = 20$). VAS anxiety has a maximum score of 10 and induction ratings were obtained after the procedure in the PACU. PACU, postanesthesia care unit; VAS, visual analog scale.

Caso 2: REALIDADE AUMENTADA SOBRE A ANSIEDADE PREOPERATIVA

Chamberland C, Bransi M, Boivin A, Jacques S, Gagnon J, Tremblay S. O efeito da realidade aumentada na ansiedade pré-operatória em crianças e adolescentes: Um estudo randomizado e controlado. Anestesia Pediátrica. 2024 Feb;34(2):153-9[105] .

Este estudo teve como objetivo investigar a eficácia da realidade aumentada na redução da ansiedade pré-operatória entre os pacientes pediátricos submetidos a cirurgias electivas de dia, em comparação com os cuidados padrão. Os investigadores distribuíram aleatoriamente crianças e adolescentes com idades compreendidas entre os 5 e os 17 anos por dois grupos: um que recebeu cuidados padrão e outro que utilizou a realidade aumentada. No grupo da realidade aumentada, os doentes interagiram com personagens virtuais que os orientaram através de técnicas de relaxamento e ofereceram apoio emocional. Os níveis de ansiedade foram avaliados aquando da admissão e antes da indução, utilizando uma Escala de Ansiedade Pré-operatória de Yale modificada.

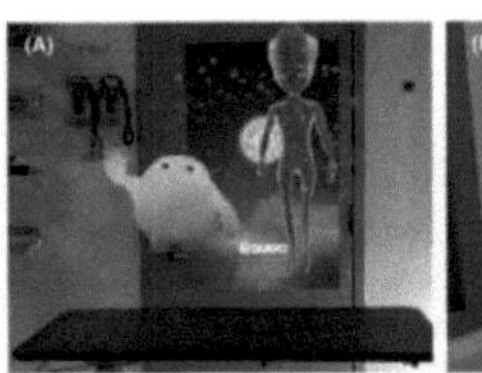

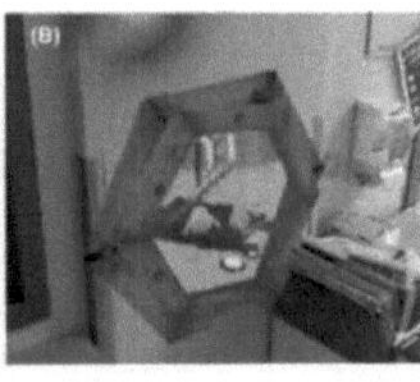

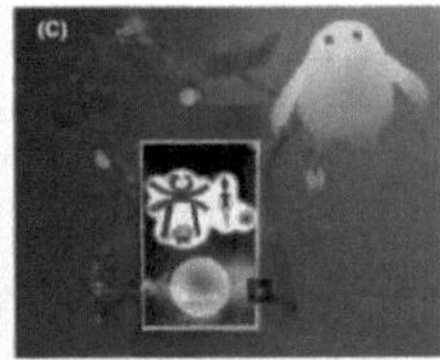

Figure 16 FIGURE 1 (A) Constellation (right side) and Equoo (left side) invited patients to perform progressive muscle relaxation. (B) When looking at a particular poster in the corridor, patients could see characters playing together on their planet through a cosmic window. (C) Patients were presented with a typical cardiac coherence exercise in the OR waiting area.

CASO 3: BREVE ANÁLISE SOBRE O ENVOLVIMENTO E A INTERACÇÃO

APRENDIZAGEM PARA CRIANÇAS

Mehta V, Mathur A, Chaurasia H, Obulareddy VT, D'Amico C, Fiorillo L. A Brief Review on Engaging and Interactive Learning for Children: Exploring the Potential of Metaverse-Based Oral Health Promotion. Jornal Internacional de Medicina Dentária. 2024 Feb 12;2024[106] .

A promoção da saúde oral baseada no Metaverso utiliza tecnologia inovadora para envolver as crianças na educação para a saúde oral. Ao incorporar conteúdos digitais interactivos, garante que a educação para a saúde oral se mantém envolvente e acessível. Esta abordagem permite que as crianças assumam o controlo da sua saúde oral e cultivem hábitos para toda a vida.

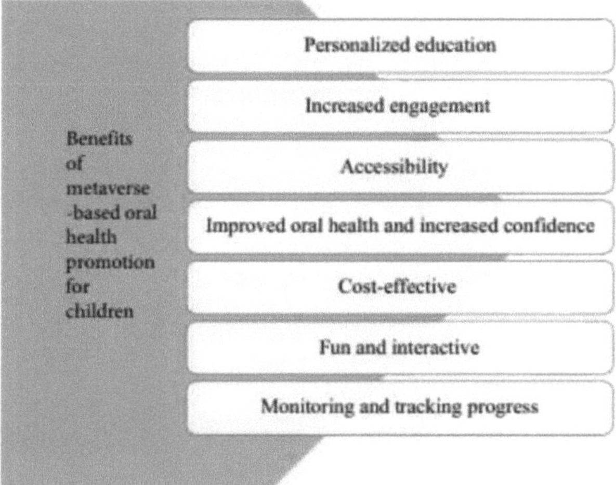

Figura 17; Benefícios da promoção da saúde oral para crianças baseada no metaverso.

Embora ofereça inúmeros benefícios, é essencial abordar quaisquer potenciais inconvenientes durante a implementação. Em geral, a promoção da saúde oral baseada no metaverso tem o potencial de melhorar os resultados da saúde oral e promover o bem-estar geral das crianças.

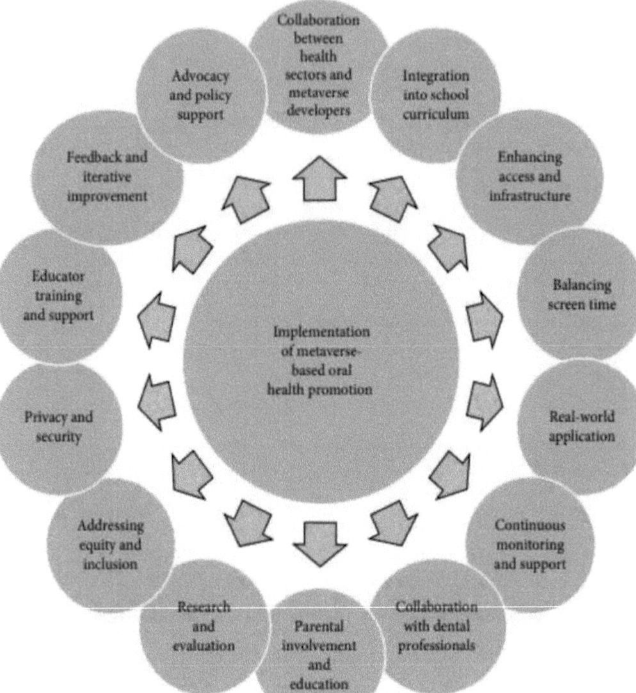

Figura 18: **Implementação da promoção da saúde oral baseada no metaverso.**

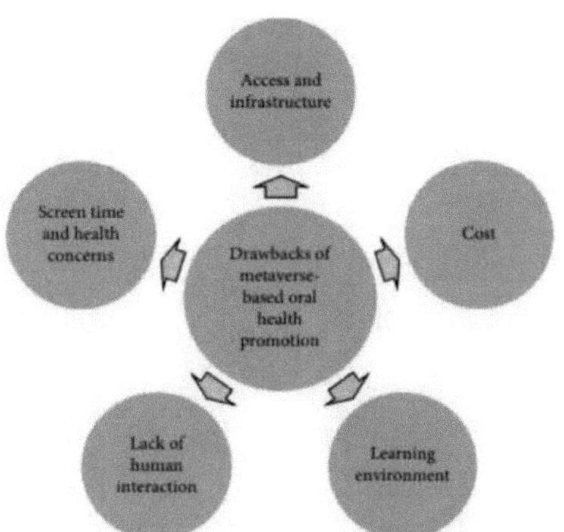

Figura 19 **Desvantagens da promoção da saúde oral baseada no metaverso.**

Caso 4: Aplicações em cirurgia pediátrica

Robertson DJ, Abramson ZR, Davidoff AM, Bramlet MT. Aplicações de realidade virtual em cirurgia pediátrica. InSeminars in Pediatric Surgery 2024 Feb 1 (Vol. 33, No. 1, p. 151387). WB Saunders[107] .

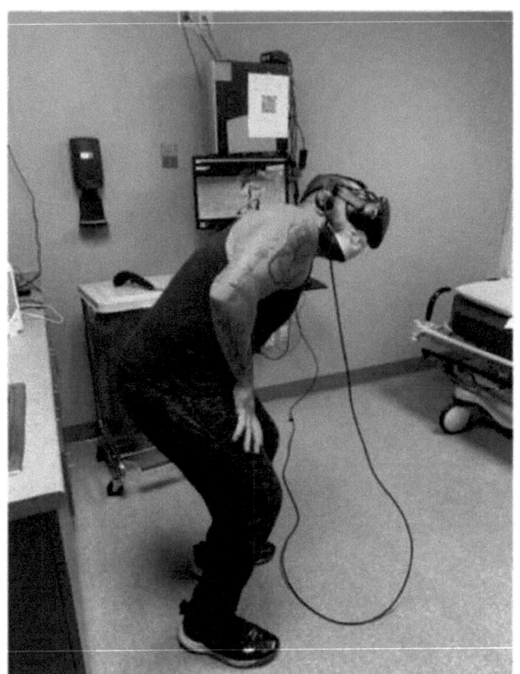

Figura 20: **Um pai interage com um VRM do tumor do seu filho (utilizado com autorização)**

Este artigo aborda a utilização da modelação da realidade virtual (VRM) e da realidade virtual (VR) na cirurgia pediátrica. A VRM é uma simulação 3D utilizada para planeamento pré-operatório, formação, educação dos doentes e redução da dor/ansiedade em doentes pediátricos. Envolve a conversão de imagens 2D em modelos 3D através de segmentação. A RVM tem sido aplicada em várias especialidades cirúrgicas, mostrando benefícios na melhoria da perceção anatómica, na ajuda ao planeamento cirúrgico e na redução da ansiedade dos doentes. A RV, por outro lado, é cada vez mais utilizada na cirurgia pediátrica para planeamento pré-operatório, redução da ansiedade e da dor do doente e treino para procedimentos cirúrgicos. Tem o potencial de aumentar a precisão e a eficiência das intervenções cirúrgicas, o que a torna uma ferramenta valiosa na cirurgia pediátrica. O futuro da VRM na cirurgia pediátrica inclui avanços na realidade aumentada e soluções de co-registo em tempo real.

A modelação em realidade virtual (VRM) foi utilizada em mais de 300 casos oncológicos pediátricos no St. Jude Children's Research Hospital, empregando tecnologias de renderização avançadas, como o traçado de raios e auscultadores de realidade virtual/aumentada. O processo de segmentação na criação de VRM envolve passos automatizados, mas ainda requer a revisão por peritos para garantir a exatidão, com potencial automatização futura através da inteligência artificial (IA). As direcções futuras na cirurgia pediátrica incluem a integração da realidade aumentada (RA) em cenários clínicos ao vivo e a melhoria das soluções de co-registo em tempo real para simulações cada vez mais realistas.

A exploração da realidade aumentada (RA) como técnica de distração em odontopediatria é muito promissora. Neste artigo, analisamos exemplos reais de implementação da RA, destacando os seus resultados positivos e as valiosas lições aprendidas.

Exemplos reais de implementação da RA

- **Jogos interactivos de escovagem:** As aplicações de RA podem transformar a escovagem de dentes banal numa aventura envolvente[108] . Ao sobrepor personagens ou jogos virtuais ao ambiente físico da criança durante a escovagem, estas aplicações aumentam o tempo de escovagem e melhoram a técnica.

- **Programas de redução da ansiedade:** As experiências de RA podem criar ambientes virtuais calmantes, como cenas subaquáticas ou paisagens serenas[109] . Estas experiências

distrair as crianças do ambiente dentário, reduzindo a ansiedade e promovendo a cooperação

- **Visualização de procedimentos de tratamento:** A RA permite que os dentistas demonstrem os procedimentos de uma forma amigável para as crianças. A sobreposição de modelos virtuais de dentes ou instrumentos na boca da criança pode aliviar o medo do desconhecido e promover a confiança.

- **Ferramentas de gestão da dor:** As aplicações de RA podem incorporar escalas de dor interactivas ou jogos de distração desencadeados por sensores que detectam desconforto. Estas ferramentas permitem às crianças comunicar os níveis de dor e gerir a ansiedade durante os procedimentos.

- **Reforço educativo:** A RA pode transformar o ensino da higiene dentária num jogo. As aplicações de escovagem acompanham o progresso e recompensam a boa técnica com distintivos virtuais ou personagens de realidade aumentada.

Resultados positivos e lições aprendidas

Os estudos sugerem que a RA oferece várias vantagens[110] em dentisteria pediátrica:

- **Redução da ansiedade e do medo:** As experiências de RA distraem eficazmente as crianças, conduzindo a um comportamento mais calmo e mais cooperante durante as consultas dentárias.
- **Melhoria da gestão da dor:** As ferramentas de gestão da dor da RA permitem que as crianças comuniquem o seu desconforto e reduzam potencialmente a dependência da medicação.
- **Maior envolvimento do paciente:** As aplicações interactivas de RA tornam o

ensino da higiene dentária e os procedimentos de tratamento mais envolventes e agradáveis para as crianças.

- **Associação emocional positiva:** As experiências bem sucedidas de RA podem criar associações positivas com os cuidados dentários, promovendo a cooperação a longo prazo.

Lições aprendidas:

- **Adequação à idade:** A conceção e a complexidade das experiências de RA devem ser adaptadas à idade e à fase de desenvolvimento da criança.
- **Personalização do conteúdo:** As aplicações de RA devem oferecer opções de personalização para atender às preferências e ansiedades individuais.
- **Integração com as técnicas tradicionais:** A RA deve complementar, e não substituir, os métodos estabelecidos, como a comunicação e o reforço positivo.
- **Relação custo-eficácia:** É necessária investigação em curso para determinar a relação custo-eficácia da RA em comparação com os métodos tradicionais.

DESAFIOS E LIMITAÇÕES DA REALIDADE AUMENTADA (AR) COMO TÉCNICA DE DISTRACÇÃO EM ODONTOPEDIATRIA

Embora a RA seja uma promessa imensa para revolucionar a gestão do comportamento em odontopediatria, a sua implementação enfrenta vários desafios e limitações[111] . Este capítulo analisa estes obstáculos, fornecendo uma análise abrangente para investigadores e profissionais.

DESAFIOS TÉCNICOS

Apesar dos avanços significativos, a tecnologia de RA continua a debater-se com limitações técnicas que podem impedir a sua integração perfeita no ambiente dentário.

1. **Limitações dos dispositivos**: Os actuais auscultadores de RA podem ser volumosos e desconfortáveis, especialmente para crianças pequenas. Além disso, a resolução do ecrã e o campo de visão podem não ser os ideais para proporcionar uma experiência totalmente imersiva.

2. **Calibração e exatidão**: A calibração precisa é crucial para uma funcionalidade óptima da RA[112] . Garantir o alinhamento exato entre o ambiente físico e as sobreposições virtuais num ambiente dentário pode ser um desafio devido ao movimento do paciente e a potenciais imprecisões na tecnologia de rastreio.

3. **Custo e acessibilidade**: Os auscultadores de RA de alta qualidade podem ser caros, o que constitui um obstáculo significativo para os médicos e clínicas dentárias.

4. **Desenvolvimento de software**: A criação de conteúdos de RA cativantes e adequados à idade, adaptados especificamente à medicina dentária pediátrica, requer um desenvolvimento de software especializado[114] .

5. **Integração com equipamento dentário**: A integração perfeita da tecnologia de RA com o equipamento dentário existente[115] é essencial para um fluxo de trabalho sem problemas. Assegurar

A compatibilidade e a prevenção de interferências entre os sistemas de RA e os instrumentos dentários continuam a ser um desafio permanente.

CONSIDERAÇÕES ÉTICAS

A aplicação da RA em odontopediatria levanta várias questões éticas[116] que requerem uma análise cuidadosa.

1) **Consentimento informado**: É fundamental obter o consentimento informado tanto das crianças como dos seus pais. Compreender a tecnologia, os riscos potenciais e as limitações é essencial antes de incorporar a RA no tratamento.

2. **Privacidade dos dados**: As aplicações de RA podem recolher dados sobre os doentes, incluindo movimentos oculares e posições da cabeça. É imperativo adotar medidas robustas de segurança dos dados para garantir a privacidade dos doentes.

3. **Impacto psicológico**: A natureza imersiva da RA pode potencialmente provocar ansiedade ou desorientação em algumas crianças. É fundamental um controlo cuidadoso e a adaptação das experiências de RA às necessidades individuais.

4. dependência excessiva da tecnologia: A RA deve ser utilizada como uma ferramenta complementar às técnicas tradicionais de gestão do comportamento. Uma dependência excessiva da tecnologia pode prejudicar o desenvolvimento de mecanismos de controlo nas crianças.

QUESTÕES DE INTEGRAÇÃO

A integração perfeita da RA no fluxo de trabalho de uma clínica dentária exige a abordagem de várias considerações práticas.

1. **Formação e educação:** Os profissionais de medicina dentária necessitam de formação adequada para utilizarem a tecnologia de RA de forma eficaz. Isto inclui a compreensão das capacidades e limitações da tecnologia, a resolução de potenciais problemas e a adaptação das experiências de RA a diferentes grupos etários.

2. **Gestão do tempo**: A incorporação da RA no processo de tratamento pode exigir ajustes na programação e no fluxo de trabalho. É fundamental garantir uma utilização eficiente do tempo durante a utilização da RA.

3. **esterilização e higiene:** A manutenção de um ambiente esterilizado é fundamental na medicina dentária. É essencial conceber auriculares e acessórios de RA que possam ser facilmente limpos e desinfectados.

POTENCIAIS OBSTÁCULOS À ACEITAÇÃO

Vários factores podem potencialmente dificultar a adoção generalizada[117] da RA em odontopediatria.

1. Investigação limitada: Embora promissora, a investigação sobre a eficácia da RA em odontopediatria está ainda na sua fase inicial. São necessários estudos clínicos mais robustos para estabelecer a RA como uma prática padrão.

2. Preocupações: Os pais podem estar preocupados com a segurança e a adequação da utilização da tecnologia de RA com os seus filhos. É fundamental responder a estas preocupações através da educação e de uma comunicação transparente.

3. Falta de normalização: Atualmente, existe uma falta de normalização no hardware e software de RA para aplicações dentárias. Este facto pode dificultar a escolha da tecnologia mais adequada às necessidades dos profissionais.

ENFRENTAR OS DESAFIOS

Apesar destes desafios, os investigadores e os profissionais estão a trabalhar continuamente para melhorar a tecnologia de RA e ultrapassar as suas limitações[118] . Eis algumas soluções potenciais:

1. avanços no hardware: É crucial o desenvolvimento de auscultadores de RA mais leves, mais confortáveis e de alta resolução, especificamente concebidos para crianças.

2. técnicas de calibração melhoradas: Os métodos de calibração aperfeiçoados que podem adaptar-se ao movimento do doente e garantir sobreposições precisas melhorarão a experiência do utilizador.

3. Redução de custos e aumento da acessibilidade: Os esforços de colaboração entre os criadores de tecnologia e as instituições dentárias podem tornar a tecnologia de RA mais económica e acessível.

4. normalização e regulamentação: A normalização do hardware e software de

RA adaptados às aplicações dentárias melhorará a usabilidade e facilitará a adoção.

5. Colaboração entre os programadores e os profissionais: A colaboração contínua entre os criadores de RA e os médicos dentistas é essencial para criar ferramentas de RA fáceis de utilizar e eficazes para a odontopediatria.

FACTORES DE ACEITAÇÃO E ADOPÇÃO

No domínio da odontopediatria, em que a ansiedade de um jovem paciente pode muitas vezes impedir o tratamento, a Realidade Aumentada (RA) surge como um potencial fator de mudança. No entanto, a integração bem sucedida[119] desta tecnologia depende da sua aceitação e adoção por várias partes interessadas - profissionais de medicina dentária, pais e, mais importante ainda, os próprios pacientes pediátricos. Este capítulo analisa os factores que influenciam a adoção da RA em odontopediatria, explorando as atitudes destas figuras-chave.

Factores que influenciam a adoção da RA

A decisão de adotar a RA numa clínica dentária é multifacetada, influenciada por uma confluência de factores. Aqui, exploramos alguns dos mais significativos:

- **Vantagens percepcionadas:** As vantagens percebidas da RA, tanto para os profissionais de medicina dentária como para os pacientes, têm um impacto significativo na adoção. Para os dentistas, a RA tem o potencial de melhorar os procedimentos de tratamento, fornecendo ajudas visuais, melhorando o envolvimento dos pacientes e reduzindo potencialmente o tempo de tratamento. Para os pacientes, a RA pode funcionar como uma poderosa técnica de distração, aliviando a ansiedade e promovendo uma experiência dentária mais positiva. A força desta vantagem percebida influenciará a vontade de investir em hardware, software e formação em RA.

- **Complexidade e integração:** A facilidade de integração da tecnologia de AR nos fluxos de trabalho existentes é crucial. As configurações complexas que exigem alterações significativas aos procedimentos estabelecidos podem impedir a adoção. Interfaces intuitivas e uma integração perfeita com o equipamento dentário serão essenciais para uma aceitação generalizada.

- **Considerações sobre os custos:** O investimento inicial em hardware e software de RA e a potencial formação podem constituir uma barreira à adoção, especialmente para as clínicas mais pequenas. Factores como a análise da relação custo-eficácia e do retorno do investimento terão um papel importante no processo de tomada de decisão.

- **Privacidade e segurança dos dados:** A recolha e o armazenamento de dados dos pacientes através de aplicações de RA suscita preocupações sobre a privacidade e a segurança. Medidas robustas de proteção de dados e o cumprimento dos regulamentos serão essenciais para criar confiança entre os profissionais de medicina dentária e os pais.

- **Apoio técnico e formação:** A disponibilidade de suporte técnico contínuo e de programas de formação é crucial para uma adoção bem sucedida da RA. Os profissionais de medicina dentária precisam de se sentir confiantes na sua capacidade de resolver problemas técnicos e aproveitar todo o potencial da tecnologia.

Atitudes dos profissionais de medicina dentária

As atitudes dos profissionais de medicina dentária desempenham um papel significativo na adoção da RA em odontopediatria. Aqui, exploramos algumas considerações importantes:

- **Abertura à inovação::** A vontade de adotar novas tecnologias é essencial para uma adoção bem sucedida da RA. As oportunidades de formação contínua que realçam os potenciais benefícios da RA e fornecem formação prática podem promover uma atitude positiva entre os dentistas e higienistas.

- **Eficácia percepcionada:** A perceção da eficácia da RA como técnica de distração influenciará a sua adoção. Os estudos de investigação que demonstram o impacto positivo da RA no comportamento dos doentes e nos resultados dos tratamentos podem ajudar a convencer os profissionais cépticos.

- **Restrições de tempo:** Os profissionais de medicina dentária trabalham frequentemente com limitações de tempo. A perceção do impacto da RA na duração das consultas deve ser cuidadosamente considerada. Se a RA simplificar os procedimentos ou melhorar a eficiência, é mais provável que seja aceite.

Aceitação parental

A aceitação dos pais é crucial para o sucesso da implementação da RA em odontopediatria. Aqui, exploramos alguns factores-chave que influenciam as atitudes dos pais:

- **Segurança percebida:** Os pais preocupar-se-ão com a segurança de qualquer tecnologia utilizada nos seus filhos. É crucial demonstrar a segurança das aplicações de RA através de testes rigorosos e do cumprimento das normas de segurança.

- **Eficácia na redução da ansiedade:** Os pais estão principalmente interessados em tecnologias que reduzam efetivamente a ansiedade dos seus filhos durante os procedimentos dentários. Os estudos clínicos que demonstram a eficácia da RA em acalmar as crianças serão essenciais para ganhar a confiança dos pais.

- **Preocupações com a privacidade:** Tal como os profissionais de medicina dentária, os pais terão preocupações relativamente à privacidade dos dados. A transparência sobre as práticas de recolha de dados e as medidas de segurança robustas serão essenciais para a aceitação dos pais.

- **Considerações sobre os custos:** Se o custo dos tratamentos de RA se traduzir em facturas dentárias mais elevadas, os pais podem ficar hesitantes. Uma comunicação clara sobre a proposta de valor e os potenciais benefícios para a experiência dentária dos seus filhos pode ajudar a resolver estas preocupações.

Aceitação de doentes pediátricos

Em última análise, o sucesso da RA em odontopediatria depende da sua aceitação pelos próprios pacientes jovens. Aqui, exploramos alguns factores que influenciam a sua experiência:

- **Adequação à idade:** As experiências de RA têm de ser adequadas ao desenvolvimento do grupo etário a que se destinam. É essencial que o conteúdo seja simples, cativante e interativo e que se adapte à capacidade de atenção da criança.

- **Envolvimento e distração:** A experiência de RA deve ser suficientemente cativante para distrair efetivamente a criança das imagens e sons do ambiente dentário.

Os elementos interactivos, a narração de histórias e a gamificação podem aumentar o envolvimento.

- **Conforto e segurança:** A interface de RA deve ser confortável e não invasiva para a criança usar. Além disso, não deve interferir com o procedimento dentário em si.

Ao considerar cuidadosamente os factores que influenciam a aceitação e a adoção, as partes interessadas na odontopediatria podem preparar o caminho para uma integração bem sucedida da RA. Concentrar-se nas vantagens percebidas, na facilidade de utilização, na segurança dos dados e no apoio contínuo incentivará os dentistas a

TENDÊNCIAS ACTUAIS EM REALIDADE AUMENTADA PARA ODONTOPEDIATRIA

A aplicação da realidade aumentada (RA) na medicina dentária pediátrica é um campo em rápida evolução com o potencial de revolucionar a experiência do doente. Este capítulo explora as tecnologias mais avançadas, as inovações da indústria e os esforços de investigação e desenvolvimento em curso neste domínio.

Tecnologias de ponta

A RA sobrepõe informação digital ao mundo real, criando experiências interactivas e envolventes. Na odontopediatria, a RA pode ser fornecida através de várias tecnologias:

- **Óculos inteligentes/displays montados na cabeça (HMDs):** Estes dispositivos portáteis projectam elementos virtuais no campo de visão do doente. As opções mais populares incluem Xreal, Microsoft HoloLens e Magic Leap One.

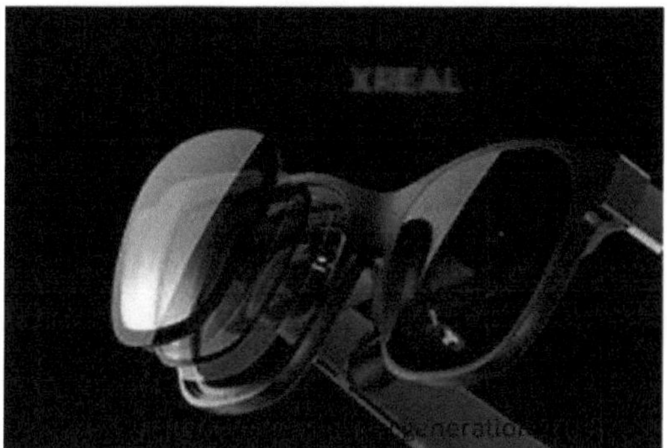

Figura 21: Óculos de realidade aumentada Xreal Air

- **Aplicações para tablets e smartphones:** Ao utilizar a câmara do dispositivo, as aplicações de RA podem sobrepor objectos digitais ao ambiente real.

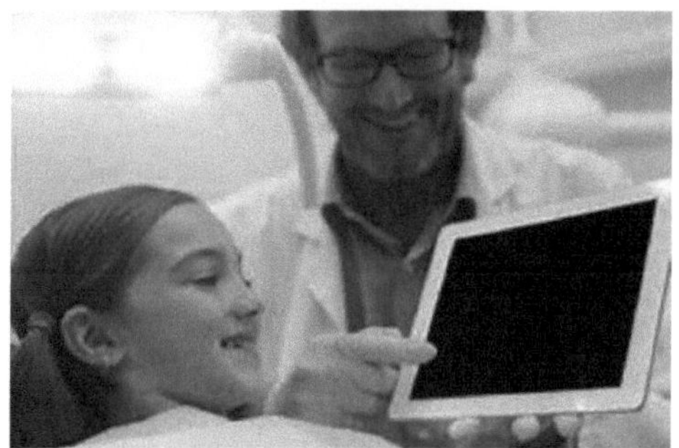

Figura 22: Dentista a ensinar o procedimento através de um tablet

- **Espelhos com ecrãs de RA integrados:** Estes espelhos inovadores projectam informações dentárias diretamente no reflexo do paciente, promovendo uma experiência mais interactiva (por exemplo, HiMirror).

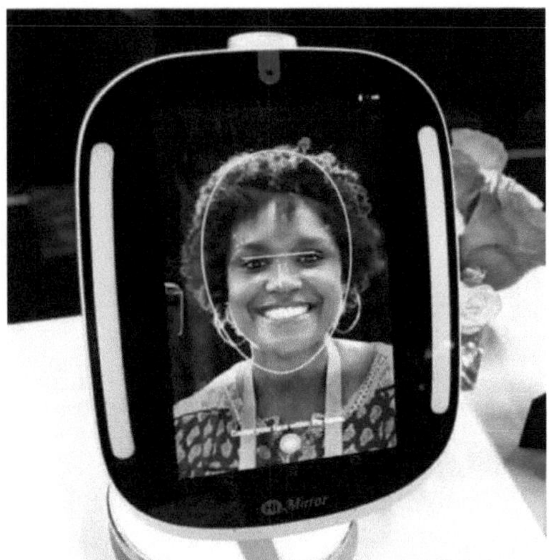

Figura 23: Himirror a detetar o rosto utilizando a realidade aumentada

Estas tecnologias oferecem diferentes níveis de imersão e funcionalidade, permitindo aos dentistas adaptar a experiência de RA às necessidades individuais dos pacientes.

Inovações no sector

Várias empresas são pioneiras no desenvolvimento de soluções de RA especificamente para a medicina dentária pediátrica:

- **Smile AR da x-dental:** Este software utiliza elementos gamificados para guiar as crianças através de procedimentos dentários, transformando limpezas e checkups em aventuras interactivas.

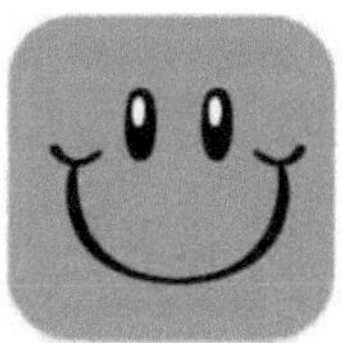

Figura 24: Aplicação SMILE AR para aprendizagem interactiva de medicina dentária

- **Aplicações educativas de AR dentária:** Empresas como a DentReality e a AR Dentals oferecem aplicações educativas de RA que ajudam as crianças a aprender sobre higiene oral de uma forma divertida e envolvente.

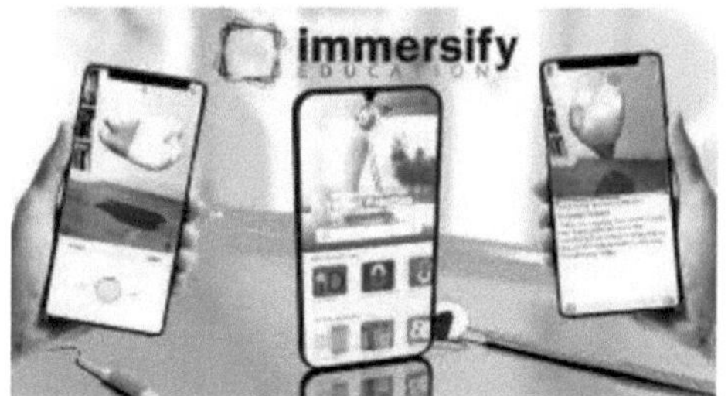

Figura 25: Aplicação de ensino de realidade aumentada dentária Immersify

AR Denture da MegaGen: Esta aplicação de RA permite aos dentistas conceber e personalizar virtualmente as próteses, melhorando a comunicação com o paciente e os resultados do tratamento.

Investigação e desenvolvimento

Os esforços de investigação estão a explorar ativamente o potencial da RA na odontopediatria:

- **Redução da ansiedade:** Os estudos investigam a eficácia da RA como técnica de distração durante os procedimentos dentários, com o objetivo de reduzir a ansiedade e melhorar a cooperação do paciente.

- **Ferramentas educativas:** Os investigadores estão a desenvolver aplicações de RA que visualizam a anatomia dentária, os procedimentos de tratamento e as práticas de higiene oral de uma forma acessível às crianças.
- **Gamificação:** A utilização de experiências de RA gamificadas para motivar as crianças a adotar bons hábitos de higiene oral.
- **Teledentistry:** O potencial da RA para consultas remotas e monitorização de pacientes em odontopediatria.

DIRECÇÕES FUTURAS E TECNOLOGIAS EMERGENTES EM REALIDADE AUMENTADA PARA DENTISTERIA PEDIÁTRICA

A aplicação da realidade aumentada (RA) em odontopediatria é uma promessa imensa para revolucionar a experiência dentária das crianças. Este capítulo aprofunda os avanços previstos na tecnologia de RA, o seu potencial impacto na gestão da ansiedade e do comportamento em pacientes jovens, e as considerações éticas e sociais que devem ser abordadas para uma implementação responsável.

Desenvolvimentos previstos na AR

O campo da RA está a sofrer uma rápida evolução, com vários avanços interessantes no horizonte:

- **Interfaces de utilizador melhoradas:** As interfaces de RA actuais dependem frequentemente de auscultadores volumosos ou de dispositivos portáteis. Espera-se que as iterações futuras sejam mais elegantes, mais leves e potencialmente activadas por voz, aumentando o conforto do utilizador e o envolvimento dos doentes jovens . Prevê-se também a integração com óculos inteligentes para uma experiência de RA sem falhas.
- **Interatividade e gamificação melhoradas:** As futuras aplicações de RA poderão oferecer experiências mais imersivas e interactivas. Os elementos de gamificação, como sistemas de pontos, recompensas e avatares virtuais, poderiam distrair ainda mais as crianças e promover associações positivas com os cuidados dentários .
- **Feedback háptico avançado:** A integração da tecnologia háptica pode permitir que as crianças sintam objectos virtuais no ambiente de RA, reduzindo

potencialmente a ansiedade em relação a instrumentos dentários desconhecidos.

- **Personalização baseada em IA:** A inteligência artificial (IA) avançada pode personalizar as experiências de RA de acordo com as necessidades individuais. Isto pode envolver a adaptação do conteúdo com base na idade, interesses e níveis de ansiedade de uma criança, tornando a experiência mais cativante e eficaz.

Impacto potencial na Odontopediatria

Os avanços previstos na tecnologia de RA podem ter um impacto significativo na medicina dentária pediátrica:

- **Redução da ansiedade e melhoria da cooperação:** Experiências de RA mais envolventes e interactivas podem desviar eficazmente a atenção das crianças dos procedimentos dentários, levando a uma redução da ansiedade e a uma maior cooperação.
- **Educação melhorada do paciente:** A RA pode ser utilizada para visualizar procedimentos dentários, educar as crianças sobre práticas de higiene oral e explicar os benefícios dos cuidados dentários de uma forma cativante e interactiva.
- **Melhoria da gestão da dor:** A distração proporcionada pela RA pode potencialmente ajudar a gerir a perceção da dor durante os procedimentos dentários, reduzindo a necessidade de medicação adicional em alguns casos.

Implicações éticas e sociais

Apesar das perspectivas promissoras, devem ser abordadas as considerações éticas e sociais que envolvem a utilização da RA em odontopediatria:

- **Privacidade e segurança dos dados:** As aplicações de RA podem recolher e armazenar dados de crianças. Devem ser implementadas medidas robustas de privacidade e segurança dos dados para garantir a conformidade com os regulamentos e proteger as informações das crianças.

ORIENTAÇÕES E MELHORES PRÁTICAS PARA A IMPLEMENTAÇÃO DA AR EM ODONTOPEDIATRIA

A realidade aumentada (RA) surgiu como uma ferramenta promissora para gerir a ansiedade dentária em crianças. Este capítulo explora as melhores práticas para a implementação da RA em odontopediatria, focando as recomendações para a sua utilização eficaz e a padronização de protocolos para uma experiência óptima do utilizador.

Recomendações para a implementação da RA em Odontopediatria

- **Conceção adequada à idade**: As experiências de RA devem ser adaptadas à fase de desenvolvimento específica da criança. As crianças mais pequenas podem beneficiar de interações mais simples com cores vibrantes e personagens divertidas, enquanto as crianças mais velhas podem apreciar simulações mais complexas ou elementos educativos.

- **Desenvolvimento de conteúdos**: Colaborar com psicólogos infantis e profissionais de medicina dentária para desenvolver conteúdos de RA cativantes e adequados à idade. Considerar a incorporação de elementos educativos sobre higiene oral e procedimentos dentários para criar uma associação positiva com a medicina dentária.

- **Seleção de dispositivos**: Utilizar dispositivos leves e adequados para crianças, que sejam confortáveis para os jovens doentes segurarem. Explore opções com correias ajustáveis ou suportes para a cabeça para uma utilização prolongada.

- **Familiarização antes da consulta**: Oferecer aos pais e às crianças a oportunidade de experimentar a aplicação de RA em casa antes da consulta dentária. Isto pode ajudar a reduzir a ansiedade e a familiarizá-los com a tecnologia.

- **Formação e integração**: Formar o pessoal dentário para integrar eficazmente a RA no fluxo de trabalho do tratamento. Isto inclui a compreensão da tecnologia, a resolução de problemas comuns e a garantia de transições perfeitas entre a RA e os procedimentos dentários tradicionais.

- **Considerações sensoriais**: Tenha em atenção a potencial sobrecarga sensorial. Ofereça definições ajustáveis de som, brilho e complexidade visual para satisfazer as necessidades individuais.

- **Privacidade dos dados**: Garantir a conformidade com os regulamentos de privacidade de dados ao recolher e armazenar qualquer informação através da aplicação de AR.

- **Protocolos de higiene**: Desenvolver protocolos claros para a higienização dos dispositivos de RA entre utilizações para evitar a propagação de germes.

- **Feedback e avaliação**: Recolher continuamente o feedback das crianças e do pessoal dentário para aperfeiçoar a experiência de RA e otimizar a satisfação dos utilizadores.

Normalização de protocolos para uma experiência óptima do utilizador

A normalização é crucial para maximizar a eficácia da RA na medicina dentária pediátrica. Eis alguns aspectos fundamentais a considerar:

- **Normas de desenvolvimento**: Estabelecer orientações claras para o desenvolvimento de conteúdos de RA, assegurando a adesão aos princípios da conceção centrada no utilizador e da adequação à idade.

- **Normas técnicas**: Definir especificações técnicas para dispositivos compatíveis, assegurando uma integração perfeita com o equipamento e o software dentários existentes.

- **Normas de formação**: Desenvolver programas de formação normalizados para profissionais de medicina dentária sobre a implementação eficaz da RA, assegurando uma utilização consistente e proficiente em todos os consultórios.

- **Normas de segurança dos dados**: Implementar protocolos de segurança de dados sólidos para proteger as informações dos doentes recolhidas através de aplicações de RA.

Seguindo estas recomendações e promovendo a normalização, os profissionais de medicina dentária podem aproveitar o potencial da RA para criar uma experiência dentária mais positiva e envolvente para as crianças. É necessária mais investigação para avaliar o impacto a longo prazo da RA na redução da ansiedade dentária e na melhoria dos resultados do tratamento em odontopediatria.

CONCLUSÃO

Esta conclusão sintetiza os principais resultados explorados ao longo deste livro relativamente à aplicação da realidade aumentada (RA) como técnica de distração em odontopediatria. Em seguida, aprofunda as implicações empolgantes que esta tecnologia tem para o futuro dos cuidados dentários pediátricos, e conclui com um apelo à ação para mais investigação para solidificar a base de evidências e otimizar as intervenções de RA.

Resumo das principais conclusões

A investigação apresentada neste livro sugere que a RA tem o potencial de ser uma ferramenta valiosa na gestão da ansiedade e do desconforto em jovens pacientes dentários. Segue-se um resumo das principais conclusões:

- **Redução da ansiedade e do medo:** Estudos demonstraram que a RA pode diminuir significativamente os níveis de ansiedade e medo em crianças submetidas a procedimentos dentários, em comparação com as técnicas de distração tradicionais. Esta associação positiva deve-se provavelmente à capacidade da RA de mergulhar as crianças em ambientes virtuais envolventes, desviando a sua atenção do ambiente dentário.
- **Melhoria da cooperação do paciente:** Vários estudos relataram uma correlação positiva entre a utilização da RA e o aumento da cooperação dos pacientes durante os tratamentos dentários. A natureza interactiva da RA pode manter as crianças ocupadas e empenhadas, permitindo que os dentistas procedam aos procedimentos de forma mais eficiente.
- **Melhoria do controlo da dor:** Provas emergentes sugerem que a RA pode desempenhar um papel na gestão da dor em doentes dentários pediátricos. A distração proporcionada pelas experiências de RA pode potencialmente diminuir a perceção da dor, conduzindo a uma experiência dentária mais

positiva.

- **Adequação à idade e personalização:** A adaptabilidade da RA permite o desenvolvimento de experiências adequadas à idade e personalizadas. Esta personalização pode aumentar ainda mais a eficácia da RA como técnica de distração, indo ao encontro das preferências individuais e das fases de desenvolvimento das crianças.

No entanto, há que reconhecer algumas limitações:

- **Investigação limitada:** Embora promissora, a investigação sobre RA em odontopediatria está ainda na sua fase inicial. São necessários estudos mais robustos para solidificar a base de evidências e explorar os efeitos a longo prazo.
- **Custo e acessibilidade:** O custo do hardware e do software de RA pode limitar a sua adoção generalizada nos consultórios dentários. É fundamental prosseguir a investigação sobre soluções económicas e uma melhor acessibilidade.
- **Desafios técnicos:** Questões como o enjoo causado pelo movimento, a tensão ocular e potenciais falhas técnicas durante os procedimentos requerem mais investigação e desenvolvimento.

Implicações para o futuro

O potencial da RA na odontopediatria vai para além da simples gestão da ansiedade e do desconforto. Eis algumas possibilidades interessantes a considerar:

- **Aplicações educativas:** A RA pode ser utilizada para criar experiências educativas interactivas que ensinem as crianças sobre higiene oral e procedimentos dentários de uma forma divertida e cativante. Isto pode levar a melhores resultados em termos de saúde oral a longo prazo.

- **Terapia de dessensibilização:** A RA pode ser utilizada para desenvolver programas que exponham gradualmente as crianças a ambientes dentários num ambiente virtual seguro e controlado, reduzindo potencialmente a ansiedade dentária ao longo do tempo.
- **Monitorização e feedback do tratamento:** A RA pode ser utilizada para visualizar o progresso do tratamento e fornecer feedback em tempo real às crianças, promovendo um sentido de agência e melhorando o cumprimento.

Apelo à ação para mais investigação

Embora a investigação inicial sobre a RA em odontopediatria seja encorajadora, é crucial uma investigação mais aprofundada para solidificar o seu papel como uma prática padrão. Eis algumas áreas-chave para investigação futura:

- **Ensaios clínicos aleatórios e controlados em grande escala:** A realização de ensaios controlados aleatórios em grande escala com diversas populações de pacientes é necessária para confirmar a eficácia da RA em comparação com as técnicas de distração existentes.
- **Estudos a longo prazo:** São necessários estudos longitudinais para avaliar o impacto a longo prazo das intervenções de RA na ansiedade dentária das crianças e nos resultados globais da saúde dentária.
- **Análise custo-efetividade:** É necessária investigação para explorar soluções rentáveis para a implementação da RA em consultórios dentários, garantindo a sua acessibilidade a uma base de pacientes mais alargada.
- **Desenvolvimento de programas de RA específicos para cada idade:** O desenvolvimento de programas de RA específicos para cada idade, adaptados às fases de desenvolvimento e às capacidades cognitivas das crianças, é crucial para maximizar a eficácia.
- **Otimização da segurança e do conforto:** É necessária mais investigação para garantir a segurança e o conforto das crianças que utilizam a RA num ambiente

dentário, mitigando potenciais problemas como o enjoo e a tensão ocular.

Ao abordar estas áreas de investigação, podemos desbloquear todo o potencial da RA na odontopediatria, criando uma experiência dentária mais positiva e sem ansiedade para crianças de todas as idades.

REFERÊNCIAS

1. Constantini Leopardi A, Adanero Velasco A, Espi Mayor M, Miegimolle Herrero M. Effectiveness of Virtual Reality Goggles as Distraction for Children in Dental Care- A Narrative Review. Ciências Aplicadas. 2023 Jan 18;13(3):1307.

2. Romero Ternero MD, Garcia Robles R, Cagigas Muñiz D, Rivera Romero O. Uma aplicação móvel para gerir a ansiedade dentária das crianças: contexto e abordagem. InMCCSIS 2017. 11ª Conferência Múltipla sobre Ciência da Computação e Sistemas de Informação 2017 (2017), p 131-134 2017. IADIS. Associação Internacional para o Desenvolvimento da Sociedade da Informação.

3. Anderson DR, Subrahmanyam K, Cognitive Impacts of Digital Media Workgroup. Digital screen media and cognitive development. Pediatrics. 2017 Nov 1;140(Supplement_2):S57-61.

4. Chicchi Giglioli IA, Pallavicini F, Pedroli E, Serino S, Riva G. Augmented reality: a brand new challenge for the assessment and treatment of psychological disorders. Métodos computacionais e matemáticos em medicina. 2015 Oct;2015.

5. Davis A. Virtual reality simulation: an innovative teaching tool for dietetics experiential education. The Open Nutrition Journal. 2015 Feb 27;9(1).

6. Fahim S, Maqsood A, Das G, Ahmed N, Saquib S, Lal A, Khan AA, Alam MK. Realidade aumentada e realidade virtual em medicina dentária: destaques da investigação atual. Ciências Aplicadas. 2022 Apr 7;12(8):3719.

7. Townsend JA, Wells MH. Orientação comportamental do paciente pediátrico dentário. InPediatric dentistry 2019 Jan 1 (pp. 352-370). Elsevier.

8. Papadopoulos L, Pentzou AE, Louloudiadis K, Tsiatsos TK. Conceção e avaliação de uma simulação para dentisteria pediátrica em mundos virtuais. Journal of medical Internet research. 2013 Oct 29;15(10):e240.

9. Atzori B, Lauro Grotto R, Giugni A, Calabrò M, Alhalabi W, Hoffman HG. Analgesia de realidade virtual para pacientes pediátricos dentários. Fronteiras em psicologia. 2018 Nov 23; 9: 2265.Kim-Berman H, Karl E, Sherbel J, Sytek L, Ramaswamy V. Validade e experiência do usuário em um teste de identificação de dente virtual de realidade aumentada. Jornal de educação dentária. 2019 Nov;83(11):1345-52.

10. Kim-Berman H, Karl E, Sherbel J, Sytek L, Ramaswamy V. Validade e experiência do utilizador num teste de identificação de dentes virtuais em realidade aumentada. Jornal de educação dentária. 2019 Nov;83(11):1345-52.

11. . Gu JY, Lee JG. Simulador de radiografia dentária baseado em tecnologia de realidade aumentada para formação pré-clínica e educação em anatomia dentária. Jornal de engenharia de convergência de informação e comunicação. 2019;17(4):274-8.

12. Farronato M, Maspero C, Lanteri V, Fama A, Ferrati F, Pettenuzzo A, Farronato D. Estado atual da arte na utilização da realidade aumentada em medicina dentária: Uma revisão sistemática da literatura. BMC oral health. 2019 Dec;19:1-5.

13. Warsinsky S, Schmidt-Kraepelin M, Rank S, Thiebes S, Sunyaev A. Ambiguidade concetual em torno da gamificação e dos jogos sérios nos

cuidados de saúde: revisão da literatura e desenvolvimento de diretrizes de comunicação de intervenções baseadas em jogos (GAMING). Jornal de pesquisa médica na Internet. 2021 Sep 10;23(9):e30390.

14. Yucel G, DemIr B, Small FS, YaYIm PS. Utilização de Realidade Aumentada no Alívio da Ansiedade Dentária em Pacientes Pediátricos: Um estudo de controlo aleatório. Jornal de Pesquisa Clínica e Diagnóstica. 2023 Jul 1;17(7).

15. Zafar S, Siddiqi A, Yasir M, Zachar JJ. Desenvolvimento pedagógico na formação em anestesia local em odontopediatria utilizando um simulador de realidade virtual. Arquivos europeus de odontologia pediátrica. 2021 Ago;22:667-74.

16. Al-Khaled I, Al-Khaled A, Abutayyem H. Augmented reality in dentistry: uses and applications in the digital era. Edelweiss Applied Science and Technology. 2021 Mar 29;5(1):25-32.

17. Rana K, Sharma B, Sarkar S, Choudhary SR. "Quando a virtualidade se funde com a realidade:" Aplicação da realidade virtual e da realidade aumentada na medicina dentária - uma revisão da literatura. Revista SRM de Investigação em Ciências Dentárias. 2021 Jul 1;12(3):161-7.

18. Cunningham A, McPolin O, Fallis R, Coyle C, Best P, McKenna G. Uma revisão sistemática da utilização de aplicações de realidade virtual ou de smartphones dentários como intervenções para a gestão da ansiedade dentária pediátrica. BMC Saúde Oral. 2021 7 de maio;21(1):244.

19. Fahim S, Maqsood A, Das G, Ahmed N, Saquib S, Lal A, Khan AA, Alam MK. Realidade aumentada e realidade virtual em medicina dentária:

destaques da investigação atual. Ciências Aplicadas. 2022 Apr 7;12(8):3719.

20. Privorotskiy A, Garcia VA, Babbitt LE, Choi JE, Cata JP. Realidade aumentada em anestesia, medicina da dor e cuidados intensivos: uma revisão narrativa. Jornal de Monitoramento Clínico e Computação. 2022 Feb;36(1):33-9.

21. Ozsunkar PS, Ozen DÇ, Abdelkarim AZ, Duman S, Ugurlu M, Demir MR, Kuleli B, Çelik O, Imamoglu BS, Bayrakdar IS, Duman SB. Deteção de lesões de manchas brancas em fotografias orais pós-ortodônticas usando aprendizagem profunda baseada no algoritmo YOLOv5x: um estudo piloto. BMC Oral Health. 2024 Abr 24;24(1):490.

22. Faus-Matoses V, Faus-Llácer V, Moradian T, Riad Deglow E, Ruiz-Sánchez C, Hamoud-Kharrat N, Zubizarreta-Macho Á, Faus-Matoses I. Precisão das cavidades de acesso endodôntico efectuadas com um aparelho de realidade aumentada: um estudo in vitro. Revista Internacional de Investigação Ambiental e Saúde Pública. 2022 Sep 6;19(18):11167.

23. Lim EJ, Kim YS, Im JE, Lee JG. Ferramenta educacional móvel baseada em tecnologia de realidade aumentada para esculpir dentes: resultados de um estudo de coorte prospetivo. BMC Educação Médica. 2023 Jun 21;23(1):462.

24. Moussa R, Alghazaly A, Althagafi N, Eshky R, Borzangy S. Effectiveness of virtual reality and interactive simulators on dental education outcomes: systematic review. Revista Europeia de Medicina Dentária. 2022 Feb;16(01):14-31.

25. Dey S, Deshmukh S, Umamaheshwari S, Dheeraj L, Sinchan HG.

Fluorescence-based Evaluation of the Efficacy of Augmented Reality-assisted Toothbrush on Oral Hygiene Practices Among 6-8 Years Old Children (Avaliação da eficácia da escova de dentes assistida por realidade aumentada nas práticas de higiene oral entre crianças de 6-8 anos). Jornal de Investigação Oral Avançada. 2023 Nov;14(2):183-9.

26. Lau ST, Siah RC, Dzakirin Bin Rusli K, Loh WL, Yap JY, Ang E, Lim FP, Liaw SY. Conceção e avaliação da utilização da realidade virtual montada na cabeça para a aprendizagem de procedimentos clínicos: estudo de métodos mistos. JMIR Serious Games. 2023 Aug 30;11:e46398.

27. Di Lorenzo B, Scala C, Mangoni AA, Zoroddu S, Paliogiannis P, Pirina P, Fois AG, Carru C, Zinellu A. A Systematic Review and Meta-Analysis of Mean Platelet Volume and Platelet Distribution Width in Patients with Obstructive Sleep Apnoea Syndrome. Biomedicines. 2024 Jan 24;12(2):270.

28. Singhal M, Chaudhary K. Augmented reality for facilitation of paediatric peribulbar block administration - A case report. Indian Journal of Anaesthesia. 2024 abril 1;68(4):402

29. Yun R, He EM, Zuniga M, Guo N, Wang EY, Ho F, Pearson M, Rodriguez ST, Caruso TJ. Augmented Reality Improves Pediatric Mask Induction (Realidade Aumentada Melhora a Indução de Máscara Pediátrica): Um estudo de caso-controlo prospetivo e emparelhado. Jornal da Experiência do Paciente. 2024 Mar;11:23743735241241146.

30. Bahrololoomi Z, Al-Din JZ, Maghsoudi N, Sajedi S. Eficácia da distração da realidade virtual na redução da dor e da ansiedade dos pacientes pediátricos dentários numa população iraniana: Um Ensaio Clínico Cruzado Randomizado de Boca Dividida. Revista Internacional de Odontologia.

2024;2024.

31. Utsumi S, Maiko S, Moriwaki T, Miyake H, Yuhei S, Kubota S, Uematsu S, Takehara K, Kubota M. Benefícios para os médicos da distração não-farmacológica durante o procedimento médico pediátrico. Hospital Pediatrics. 2024 Feb 1;14(2):e123-31.

32. Hutajulu JM, Agustiani H, Setiawan AS. Caraterísticas Especiais do Comportamento das Crianças da Geração Alfa em Odontologia: A Literature Review. Jornal Europeu de Medicina Dentária. 2024 Jan 10.

33. Al Hamad KQ, Said KN, Engelschalk M, Matoug-Elwerfelli M, Gupta N, Eric J, Ali SA, Ali K, Daas H, Alhaija ES. Discordância taxonómica das realidades imersivas em medicina dentária: A systematic scoping review..: Taxonomic discordance of immersive realities (Discordância taxonómica das realidades imersivas). Journal of Dentistry. 2024 maio 8:105058.

34. Kashwani R, Kulkarni V, Salam S, Sharma S, Rathi P, Gupta S, Sinha P, Kumari A, Sharma A. VIRTUAL VS AUGMENTED REALITY IN THE FIELD OF DENTISTRY.

35. Mladenovic R, Kalevski K, Davidovic B, Jankovic S, Todorovic VS, Vasovic M. O papel da inteligência artificial no diagnóstico preciso e no planeamento do tratamento de dentes supranumerários não sindrómicos: relato de um caso num rapaz de seis anos. Crianças. 2023 May 6;10(5):839.

36. Roberts JF, Curzon ME, Koch G, Martens LC. Técnicas de gestão do comportamento em dentisteria pediátrica. Arquivos Europeus de Dentisteria Pediátrica. 2010 Aug;11:166-74.

37. Academia Americana de Odontopediatria. Orientação comportamental para o

paciente pediátrico dentário. The Reference Manual of Pediatric Dentistry (Manual de Referência de Odontopediatria). Chicago, Illinois: Academia Americana de Odontopediatria; 2021: 306-24.

38. Ponraj S, Ramar K, Rajakumar S, Gayathri J, Shehani F. Técnicas não farmacológicas de manejo do comportamento em Odontopediatria: Uma Análise Bibliométrica. Cureus. 2023 Jul 3;15(7).

39. Vertucci R, D'Onofrio S, Ricciardi S, De Nino M. History of augmented reality. InSpringer Handbook of Augmented Reality 2023 Jan 1 (pp. 35-50). Cham: Springer International Publishing.

40. Nee AY, Ong SK, editores. Springer handbook of augmented reality. Springer Nature; 2023.

41. Ponraj S, Ramar K, Rajakumar S, Gayathri J. Técnicas não-farmacológicas de gestão do comportamento em odontopediatria: uma análise bibliométrica. Cureus. 2023 Jul;15(7).

42. Peddie J. Panorama histórico: Ghosts to Real AR to DARPA. Em Realidade Aumentada: Where We Will All Live 2023 Jul 30 (pp. 101-133). Cham: Springer International Publishing.

43. Vertucci R, D'Onofrio S, Ricciardi S, De Nino M. History of augmented reality. InSpringer Handbook of Augmented Reality 2023 Jan 1 (pp. 35-50). Cham: Springer International Publishing.

44. De Pace F, Kaufmann H. A systematic evaluation of an RTK-GPS device for wearable augmented reality. Virtual Reality. 2023 Dez;27(4):3165-79.

45. Adeniyi S, Joseph S, Daniel S, Godwin GO. O impacto da realidade

aumentada na interação social: Bridging the Digital and Physical Worlds.

46. Mladenovic R, Mladenovic K. From Boring to Engaging: Using Gamification to Transform Dental Education and Practice. InAugmented Reality Games II 2024 (pp. 223-241). Springer, Cham.

47. Chamberland C, Bransi M, Boivin A, Jacques S, Gagnon J, Tremblay S. O efeito da realidade aumentada na ansiedade pré-operatória em crianças e adolescentes: Um estudo randomizado e controlado. Anestesia Pediátrica. 2024 Feb;34(2):153-9.

48. Haidar ZS. Medicina dentária digital: Passado, presente e futuro. Medicina digital e tecnologia de cuidados de saúde. 2023 Jun 6.

49. Pierdicca R, Frontoni E, Pollini R, Trani M, Verdini L. O uso de óculos de realidade aumentada para a aplicação na indústria 4.0. Em Realidade Aumentada, Realidade Virtual e Computação Gráfica: 4ª Conferência Internacional, AVR 2017, Ugento, Itália, 12 a 15 de junho de 2017, Proceedings, Parte 14 2017 (pp. 389-401). Springer International Publishing.

50. Sermet Y, Demir I. Aplicações de realidade virtual e aumentada para o ensino e formação em ciências ambientais. EmNew perspectives on virtual and augmented reality 2020 May 31 (pp. 261-275). Routledge.

51. Capone R, Lepore M. Realidade aumentada para aumentar a interação e a participação: Um estudo de caso de alunos de graduação em aulas de matemática. Em Realidade Aumentada, Realidade Virtual e Computação Gráfica: 7ª Conferência Internacional, AVR 2020, Lecce, Itália, 7 a 10 de setembro de 2020, Anais, Parte II 7 2020 (pp. 185-204). Springer International Publishing.

52. Moussa R, Alghazaly A, Althagafi N, Eshky R, Borzangy S. Effectiveness of virtual reality and interactive simulators on dental education outcomes: systematic review. Revista Europeia de Medicina Dentária. 2022 Feb;16(01):14-31.

53. Khan MK. Dentisteria pediátrica digital moderna com o advento de sensores intra-orais, desenho assistido por computador/fabricação assistida por computador e tecnologias de impressão tridimensional: A comprehensive review. Jornal de Investigação e Revisão Dentária. 2022 Jul 1;9(3):195-201.

54. Monterubbianesi R, Tosco V, Vitiello F, Orilisi G, Fraccastoro F, Putignano A, Orsini G. Realidade aumentada, virtual e mista em medicina dentária: uma revisão narrativa sobre as plataformas existentes e os desafios futuros. Ciências Aplicadas. 2022 Jan 15;12(2):877.

55. Efron N. Augmented reality contact lenses-so near yet so far. Optometria Clínica e Experimental. 2023 maio 19;106(4):349-50.

56. Ozioko O, DahiyaR. Luvas Smarttactile para interação háptica, comunicação e reabilitação. Sistemas Inteligentes Avançados. 2022 Feb;4(2):2100091.

57. Fang B, Ding W, Sun F, Shan J, Wang X, Wang C, Zhang X. Interface cérebro-computador integrada com realidade aumentada para interação homem-robô. IEEE Transactions on Cognitive and Developmental Systems. 2022 Jul 28.

58. Schwartz EL. Spatial mapping in the primate sensory projection: analytic structure and relevance to perception. Biological cybernetics. 1977 Dez;25(4):181-94.

59. Tiple B, Bulchandani C, Paliwal I, Shah D, Jain A, Dhaka C, Gupta V.

Assistente de Realidade Aumentada baseado em IA. Jornal Internacional de Sistemas Inteligentes e Aplicações em Engenharia. 2024 Jan 29;12(13s):505-16.

60. Natephra W, Motamedi A. Visualização de dados ao vivo de sensores IoT usando realidade aumentada (AR) e BIM. In36º Simpósio Internacional de Automação e Robótica na Construção (ISARC 2019) 2019 maio.

61. Schraffenberger H, van der Heide E. Realidade aumentada multimodal: a norma e não a exceção. InProceedings of the 2016 workshop on Multimodal Virtual and Augmented Reality 2016 Nov 16 (pp. 1-6).

62. Evans G, Miller J, Pena MI, MacAllister A, Winer E. Avaliando o Microsoft HoloLens através de uma aplicação de montagem de realidade aumentada. InAmbientes degradados: deteção, processamento e exibição 2017 2017 5 de maio (Vol. 10197, pp. 282-297). SPIE.

63. Firstenberg A, Salas J. Conceção e desenvolvimento para o Google Glass: Pensar de forma diferente para uma nova plataforma. " O'Reilly Media, Inc."; 2014 Dez 11.

64. McKelvey C, Dreyer R, Zhu D, Wang W, Quarles J. Projetos orientados para a energia de um aplicativo de realidade aumentada em um vidro inteligente VUZIX Blade. In2019 Décima Conferência Internacional de Computação Verde e Sustentável (IGSC) 2019 21 de outubro (pp. 1-8). IEEE.

65. Cooks K, Aros M. Beyond Gravity: Exploring the Use of Augmented Reality Devices for Enhanced Astronaut Performance (Explorar a utilização de dispositivos de realidade aumentada para melhorar o desempenho dos astronautas).

66. Desai PR, Desai PN, Ajmera KD, Mehta K. Um artigo de revisão sobre o oculus rift-a virtual reality headset. arXiv preprint arXiv:1408.1173. 6 de agosto de 2014.

67. Abdlkarim D, Di Luca M, Aves P, Maaroufi M, Yeo SH, Miall RC, Holland P, Galea JM. Um quadro metodológico para avaliar a precisão dos sistemas de rastreio de mãos em realidade virtual: Um estudo de caso com o Meta Quest 2. Métodos de investigação comportamental. 2024 Feb;56(2):1052-63.

68. Waisberg E, Ong J, Masalkhi M, Zaman N, Sarker P, Lee AG, Tavakkoli A. Apple Vision Pro e por que razão a realidade alargada irá revolucionar o futuro da medicina. Irish Journal of Medical Science (1971-). 2024 Feb;193(1):531-2.

69. Zeng Q, Zheng G, Liu Q. DTP: aprender a estimar a pose de corpo inteiro em tempo real a partir de medições esparsas de sensores de RV. Realidade virtual. 2024 Jun;28(2):1-7.

70. Li P, Wang S, Lu H, Yuan Z, Wang C. Artefactos visuais causados pela modulação da largura de pulso em ecrãs AR/VR: um estudo de caso sobre o ecrã montado na cabeça (HMD) Magic Leap 2. Conferência avançada de laser de fibra (AFL2023) 2024 de março de 18 (Vol. 13104, pp. 1398-1404). SPIE.

71. Ismail IN, Zahari NM, Hussin MH, Roslin NT, Aziz NA, Nurhikmah F, Abidin SZ, Zawawi MH. Uma revisão da aplicação da realidade virtual no ensino baseado em STEM. InAIP Conference Proceedings 2024 Apr 19 (Vol. 2799, No. 1). Publicação AIP.

72. Sonkoly B, Nagy BG, Dóka J, Kecskés-Solymosi Z, Czentye J, Formanek B, Jocha D, Gero BP. Uma plataforma de coordenação baseada em nuvem de

borda para aplicativos AR multiusuário. Jornal de Gestão de Redes e Sistemas. 2024 Abr;32(2):40.

73. Wang LJ, Casto B, Reyes-Molyneux N, Chance WW, Wang SJ. Educação do paciente em realidade aumentada baseada em smartphone em oncologia de radiação. Inovações Técnicas e Apoio ao Paciente em Oncologia de Radiação. 2024 Mar 1;29:100229.

74. Sharma S, Singh J, Gupta A, Ali F, Khan F, Kwak D. User Safety and Security in the Metaverse: A Critical Review. IEEE Open Journal of the Communications Society. 2024 maio 6.

75. Behboodi A, Kline J, Gravunder A, Phillips C, Parker SM, Damiano DL. Desenvolvimento e avaliação de um sistema BCI-neurofeedback com deteção de EEG em tempo real e assistência de estimulação eléctrica durante a tentativa motora para neuroreabilitação de crianças com paralisia cerebral. Frontiers in Human Neuroscience. 2024 Abr 3;18:1346050.

76. Mehta V, Mathur A, Chaurasia H, Obulareddy VT, D'Amico C, Fiorillo L. A Brief Review on Engaging and Interactive Learning for Children: Exploring the Potential of Metaverse-Based Oral Health Promotion. Jornal Internacional de Medicina Dentária. 2024;2024.

77. Cheng Y, Bololia L. The effects of augmented reality on social skills in children with an autism diagnosis: a preliminary systematic review. Journal of autism and developmental disorders. 2024 Abr;54(4):1317-31.

78. Harivand RG. *The Future of iO Kids: Establishing Brushing Habit in Early Childhood* (Dissertação de Doutoramento, Universidade de Purdue).

79. Underwood B, Birdsall J, Kay E. The use of a mobile app to motivate

evidence-based oral hygiene behaviour. British dental journal. 2015 Aug 28;219(4):E2-.

80. Pillai AS. A Natural Language Processing Approach to Grouping Students by Shared Interests [Uma abordagem de processamento de linguagem natural para agrupar alunos por interesses partilhados]. Journal of Empirical Social Science Studies. 2022 Jan 15;6(1):1-6.

81. Looser JC. Lentes mágicas: Enfrentar o desafio da focagem e do contexto na realidade aumentada.

82. Shapira L, Amores J, Benavides X. TactileVR: integrando brinquedos físicos em experiências de realidade virtual de aprender e jogar. In2016 IEEE International Symposium on Mixed and Augmented Reality (ISMAR) 2016 Sep 19 (pp. 100-106). IEEE.

83. Millán JD, Rupp R, Mueller-Putz G, Murray-Smith R, Giugliemma C, Tangermann M, Vidaurre C, Cincotti F, Kubler A, Leeb R, Neuper C. Combining brain-computer interfaces and assistive technologies: state-of-the-art and challenges. Frontiers in neuroscience. 2010 Sep 7;4:1613.

84. Liu B, Tanaka J. Técnica de marcador virtual para melhorar as interações do utilizador num sistema de RA baseado em marcadores. Applied Sciences. 2021 May 12;11(10):4379.

85. Al-Khaled I, Al-Khaled A, Abutayyem H. Augmented reality in dentistry: uses and applications in the digital era. Edelweiss Applied Science and Technology. 2021 Mar 29;5(1):25-32.

86. Park JH, Hwang CJ, Choi YJ, Houschyar KS, Yu JH, Bae SY, Cha JY. Registo de modelos dentários digitais e imagens de tomografia

computorizada de feixe cónico utilizando software de planeamento tridimensional: Comparação da exatidão de acordo com os métodos de digitalização e o software. American Journal of Orthodontics and Dentofacial Orthopedics (Jornal Americano de Ortodontia e Ortopedia Facial). 2020 Jun 1;157(6):843-51.

87. Fan Y, Zhang Y, Chen G, He W, Song G, Matthews H, Claes P, Pei Y, Zha H, Penington A, Kilpatrick N. Automated assessment of mandibular shape asymmetry in 3-dimensions. American Journal of Orthodontics and Dentofacial Orthopedics (Jornal Americano de Ortodontia e Ortopedia Facial). 2022 1 de maio;161(5):698-707.

88. Seo DW, Lee JY. Interações tácteis diretas com a mão em ambientes de realidade aumentada para experiências de utilizador naturais e intuitivas. Expert Systems with Applications. 2013 Jul 1;40(9):3784-93.

89. Cerritelli F, Chiera M, Abbro M, Megale V, Esteves J, Gallace A, Manzotti A. Os desafios e perspectivas da integração entre realidade virtual e aumentada e terapias manuais. Fronteiras em neurologia. 2021 Jun 30;12:700211

90. Vinci R, Manacorda M, Abundo R, Lucchina AG, Scarano A, Crocetta C, Lo Muzio L, Gherlone EF, Mastrangelo F. Precisão da cirurgia de implantes assistida por computador em edêntulos em comparação com o planeamento virtual: um estudo multicêntrico retrospetivo. Jornal de Medicina Clínica. 2020 Mar 12;9(3):774.

91. Alharkan HM. Integração do desenho digital do sorriso na dentisteria de restauração: Uma Revisão Narrativa das Aplicações e Benefícios. O Jornal Dental Saudita. 2023 Dez 29.

92. Sunet M, Comino M, Karatzas D, Chica A, Vázquez PP. Desenvolvimento de sistemas de realidade aumentada baseados em projeção para uso geral. IADIS-INTERNATIONAL JOURNAL ON COMPUTER SCIENCE AND INFORMATION SYSTEMS. 2016 Jan 1;11(2):1-8.

93. Codari M. Extração de caraterísticas assistida por computador em imagens oro-maxilo-faciais 3D.

94. Katie D, Spengler P, Bodenstedt S, Castrillon-Oberndorfer G, Seeberger R, Hoffmann J, Dillmann R, Speidel S. Um sistema para realidade aumentada intra-operatória consciente do contexto na cirurgia de implantes dentários. Revista internacional de radiologia e cirurgia assistida por computador. 2015 Jan;10:101-8.

95. Rokhsaritalemi S, Sadeghi-Niaraki A, Choi SM. Uma análise da realidade mista: Tendências actuais, desafios e perspectivas. Applied Sciences. 2020 Jan 16;10(2):636.

96. Al-Jaloud MM, Al-Osaidi KS, Al-Anzi SS, Al-Jalban HA, Al-Shahrani FM, Al- Omari SD, Al-Shahrani AS, Al-Enezi MM, Al-Faridi SA. Efeito de várias técnicas de distração na dor e ansiedade de pacientes dentários pediátricos: Uma revisão sistemática. Farmacóforo. 2022;13(5-2022):105-11.

97. Al-Gotaumel HA, Al-Madi EM. Eficácia da realidade virtual na melhoria da saúde oral. Multimedia Tools and Applications. 2024 Jan 25:1-4.

98. Ball SJ. Effect of augmented reality on anxiety in prelicensure nursing students (Doctoral dissertation, Walden University).

99. Fu Y, Hu Y, Sundstedt V. Uma revisão sistemática da literatura sobre aplicações de jogos de realidade virtual, aumentada e mista nos cuidados de

saúde. ACM Transactions on Computing for Healthcare (HEALTH). 2022 Mar 3;3(2):1-27.

100. Villandseie SF. *Explorando os desafios metodológicos e as diversas perspectivas das partes interessadas: Um estudo de caso sobre a prevenção da ansiedade dentária em crianças através de uma narrativa digital interactiva* (tese de mestrado, NTNU).

101. Amantini SN, Montilha AA, Antonelli BC, Leite KT, Rios D, Cruvinel T, Neto NL, Oliveira TM, Machado MA. Uso da realidade aumentada para motivar a prática de higiene bucal em crianças: protocolo para o desenvolvimento de um serious game. JMIR research protocols. 2020 Jan 17;9(1):e10987.

102. Hartshorn JE, Nair RU. Inovações dentárias que irão influenciar os cuidados de saúde oral dos baby boomers. Cuidados especiais em medicina dentária. 2023 maio;43(3):359-69.

103. Amalia IN, Riyanti E, Andisetyanto P, Rikmasari R, Tjahajawati S, Rakhmatia YD. Avaliação das Percepções dos Pais sobre a Saúde Oral e Dentária em Crianças com Deficiência na Cidade de Bandung. Ethiopian Journal of Health Sciences. 2024 Mar 9;34(1).

104. Lin CT, Lane AS, Annick ET, Klein MJ, Lau J, Karnwal A, Fritock M, Gold JI. Usabilidade e satisfação da realidade aumentada durante a indução de anestesia pediátrica: Um estudo piloto. Jornal de Realidade Médica Estendida. 2024 Mar 1;1(1):44-52.

105. Caruso TJ, Madill M, Sidell D, Meister K, Wang E, Menendez M, Kist MN, Rodriguez S. Usando realidade aumentada para reduzir o medo e promover a cooperação durante procedimentos otorrinolaringológicos pediátricos. O

Laringoscópio. 2021 Apr;131(4):E1342-4.

106. Chamberland C, Bransi M, Boivin A, Jacques S, Gagnon J, Tremblay S. O efeito da realidade aumentada na ansiedade pré-operatória em crianças e adolescentes: Um estudo randomizado e controlado. Anestesia Pediátrica. 2024 Feb;34(2):153-9.

107. Mehta V, Mathur A, Chaurasia H, Obulareddy VT, D'Amico C, Fiorillo L. A Brief Review on Engaging and Interactive Learning for Children: Exploring the Potential of Metaverse-Based Oral Health Promotion. Revista Internacional de Odontologia. 2024 Feb 12;2024.

108. Robertson DJ, Abramson ZR, Davidoff AM, Bramlet MT. Aplicações de realidade virtual em cirurgia pediátrica. InSeminars in Pediatric Surgery 2024 Feb 1 (Vol. 33, No. 1, p. 151387). WB Saunders.

109. Wendel S. Designing for behavior change: Aplicação da psicologia e da economia comportamental. O'Reilly Media; 2020 Jun 2.

110. Frost S, Kannis-Dymand L, Schaffer V, Millear P, Allen A, Stallman H, Mason J, Wood A, Atkinson-Nolte J. Virtual immersion in nature and psychological well-being: Uma revisão sistemática da literatura. Jornal de Psicologia Ambiental. 2022 Apr 1;80:101765.

111. Hamdy SF, Farag MS, Helmy YS, Abo-Elsoud AA. Melhorar os cuidados dentários pediátricos: The Influence of Virtual Reality (A influência da realidade virtual). Jornal Europeu de Medicina Dentária. 2024 maio 14.

112. Familoni BT, Onyebuchi NC. Augmented and virtual reality in us education: a review: analyzing the impact, effectiveness, and future prospects of ar/vr tools in enhancing learning experiences. Revista Internacional de Investigação

Aplicada em Ciências Sociais. 2024 Abr 17;6(4):642-63.

113. Mokmin NA, Rassy RP. Revisão das tendências no uso da tecnologia de realidade aumentada para alunos com deficiência no aprendizado da educação física. Educação e Tecnologias da Informação. 2024 Feb;29(2):1251-77.

114. Mirza T, Tuli N, Mantri A. Augmented-Reality-Based Mobile Learning Environments: A Review. Manufacturing Technologies and Production Systems. 2024:121-31.

1 15.Shadiev R, Liang Q. A review of research on AR-supported language learning. Innovation in Language Learning and Teaching. 2024 Jan 1;18(1):78-100.

116. Ulrich L, Salerno F, Moos S, Vezzetti E. Como explorar a tecnologia de Realidade Aumentada (RA) em ferramentas cirúrgicas personalizadas para pacientes: um enfoque nas osteotomias. Ferramentas e aplicações multimédia. 2024 Jan 31:1-32.

117. Acharya S, Godhi BS, Saxena V, Assiry AA, Alessa NA, Dawasaz AA, Alqarni A, Karobari MI. O papel da inteligência artificial na gestão comportamental de pacientes pediátricos dentários - uma mini revisão. J Clin Pediatr Dent. 2024 May 3;48(3):24-30.

118. Bellapukonda PK, Koyyalamudi AS, CH UM, Yenni M, Apoorva G. Digitalização da Odontopediatria: A Review. Academia Journal of Medicine. 2024 Feb 25;7(1):6-10.

119. Hamdy SF, Farag MS, Helmy YS, Abo-Elsoud AA. Melhorar os cuidados dentários pediátricos: The Influence of Virtual Reality (A influência da realidade virtual). Jornal Europeu de Medicina Dentária. 2024 maio 14.

120. Yoo S, Son MH. Realidade virtual, aumentada e mista: potenciais aplicações clínicas e de formação em pediatria. Pediatria Clínica e Experimental. 2024 Feb;67(2):92.

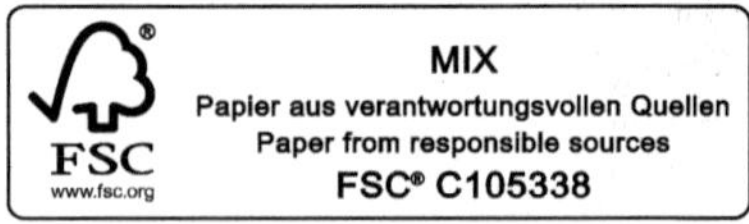

Printed by Books on Demand GmbH, Norderstedt / Germany